Avaliação Crítica de Artigos na Área da Saúde
Guia Prático

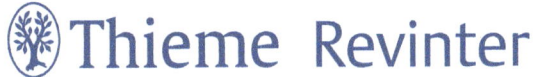

Avaliação Crítica de Artigos na Área da Saúde
Guia Prático

Leonardo Roever
Doutor e Mestre em Ciências da Saúde pela Universidade Federal de Uberlândia (UFU)
Pós-Doutorando pela Universidade de São Paulo (USP)
Fundador e CEO da Rede Brasileira de Pesquisa em Meta-Análise (BRAMETIS)
Editor Associado Internacional do European Heart Journal
Membro do Conselho Editorial do International Journal of Cardiology
Editor da Seção Medicina Baseada em Evidências, Ensaios Clínicos e suas Interpretações – *Current Atherosclerosis Reports*
Editor Acadêmico de Medicina – Baltimore, EUA
Autor/Coautor de 235 Artigos em Periódicos Especializados – The Lancet, The Lancet Neurology e British Medical Journal

Thieme
Rio de Janeiro • Stuttgart • New York • Delhi

Dados Internacionais de Catalogação na Publicação (CIP)

R719a

Roever, Leonardo
Avaliação Crítica de Artigos na Área da Saúde: Guia Prático / Leonardo Roever. – 1. Ed. – Rio de Janeiro – RJ: Thieme Revinter Publicações, 2021.

176 p.: il; 14 x 21 cm.
Inclui Índice Remissivo e Bibliografia
ISBN   978-65-5572-027-3
eISBN 978-65-5572-028-0

1. Ciência Médica. 2. Prática Clínica. 3. Pesquisa. I. Título.

CDD: 001.42
CDU: 001.85

Contato com o autor:
leonardoroever@hotmail.com

© 2021 Thieme
Todos os direitos reservados.
Rua do Matoso, 170, Tijuca
20270-135, Rio de Janeiro – RJ, Brasil
http://www.ThiemeRevinter.com.br

Thieme Medical Publishers
http://www.thieme.com

Capa: Thieme Revinter Publicações Ltda.
Ilustração de Capa: ©AdobeStock/Rogatnev

Impresso no Brasil por Forma Certa Gráfica Digital Ltda.
5 4 3 2 1
ISBN 978-65-5572-027-3

Também disponível como eBook:
eISBN 978-65-5572-028-0

Nota: O conhecimento médico está em constante evolução. À medida que a pesquisa e a experiência clínica ampliam o nosso saber, pode ser necessário alterar os métodos de tratamento e medicação. Os autores e editores deste material consultaram fontes tidas como confiáveis, a fim de fornecer informações completas e de acordo com os padrões aceitos no momento da publicação. No entanto, em vista da possibilidade de erro humano por parte dos autores, dos editores ou da casa editorial que traz à luz este trabalho, ou ainda de alterações no conhecimento médico, nem os autores, nem os editores, nem a casa editorial, nem qualquer outra parte que se tenha envolvido na elaboração deste material garantem que as informações aqui contidas sejam totalmente precisas ou completas; tampouco se responsabilizam por quaisquer erros ou omissões ou pelos resultados obtidos em consequência do uso de tais informações. É aconselhável que os leitores confirmem em outras fontes as informações aqui contidas. Sugere-se, por exemplo, que verifiquem a bula de cada medicamento que pretendam administrar, a fim de certificar-se de que as informações contidas nesta publicação são precisas e de que não houve mudanças na dose recomendada ou nas contraindicações. Esta recomendação é especialmente importante no caso de medicamentos novos ou pouco utilizados. Alguns dos nomes de produtos, patentes e design a que nos referimos neste livro são, na verdade, marcas registradas ou nomes protegidos pela legislação referente à propriedade intelectual, ainda que nem sempre o texto faça menção específica a esse fato. Portanto, a ocorrência de um nome sem a designação de sua propriedade não deve ser interpretada como uma indicação, por parte da editora, de que ele se encontra em domínio público.

Todos os direitos reservados. Nenhuma parte desta publicação poderá ser reproduzida ou transmitida por nenhum meio, impresso, eletrônico ou mecânico, incluindo fotocópia, gravação ou qualquer outro tipo de sistema de armazenamento e transmissão de informação, sem prévia autorização por escrito.

INTRODUÇÃO

O *Avaliação Crítica de Artigos na Área da Saúde – Guia Prático* tem como objetivo auxiliar a compreensão do processo de tomada de decisão e, com isso, aproximar o resultado das pesquisas à prática clínica. Escrito de modo claro e didático, este livro busca trazer as informações necessárias para orientar profissionais de saúde, pesquisadores e acadêmicos a interpretar, com base na melhor evidência científica, questões recorrentes da sua prática diária, utilizando-se da análise crítica de artigos científicos, como ferramenta para aplicação do conhecimento científico frente aos desafios apresentados pelos pacientes. Além disso, proporciona a descrição metodológica dos estudos e avaliação de sua qualidade, facilitando ao leitor a aplicabilidade das ferramentas e dos conceitos apresentados. Original em seu formato e conteúdo, é indispensável para todo profissional atuante em saúde, seja na área de assistência, docência, pesquisa, seja também na gestão.

COLABORADORES

ANDRÉ RODRIGUES DURÃES
Graduação em Medicina pela Universidade Federal da Bahia (UFBA)
Doutor em Medicina e Saúde pela UFBA
Diretor Médico do Hospital Geral Roberto Santos – Salvador, BA
Professor Adjunto da UFBA
Pós-Graduação de Medicina e Saúde

ANGÉLICA LEMOS DEBS DINIZ
Professora Associada III do Departamento de Ginecologia e Obstetrícia da Universidade Federal de Uberlândia (UFU)
Professora Permanente do Programa de Pós-Graduação Ciências da Saúde da UFU
Doutora em Ciências pela Universidade Federal de São Paulo (USP)
Coordenadora do Ambulatório de Medicina Fetal da UFU

ANTONIO CASELLA-FILHO
Mestre em Clínica Médica (Cardiologia) pela Faculdade de Medicina de Ribeirão Preto da Universidade de São Paulo (FMRP-USP)
Doutor e Pós-Doutor em Cardiologia pelo Instituto do Coração da Faculdade de Medicina da Universidade de São Paulo (InCor/FMUSP)
Especialista em Cardiologia pela Sociedade Brasileira de Cardiologia (SBC)
Especialista em Clínica Médica pela Sociedade Brasileira de Clínica Médica (SBCM)
Fellow do American College of Cardiology – EUA

CLÉVIA DOS SANTOS PASSOS
Mestre e Doutora em Ciências pelo Programa de Pós-Graduação em Medicina (Nefrologia) da Universidade Federal de São Paulo (Unifesp)
Pós-Doutora em Cardiopneumologia pelo Instituto do Coração da Faculdade de Medicina da Universidade Federal de São Paulo (InCor/FMUSP)

FÁBIO ROSA SILVA
Médico
Professor do Curso de Medicina da Universidade do Extremo Sul Catarinense (Unesc)
Doutorando em Ciências da Saúde no Programa de Pós-Graduação em Ciências da Saúde (PPGCS) da Unesc

HUGO RIBEIRO ZANETTI
Doutor em Ciências da Saúde pela Universidade Federal de Uberlândia (UFU)

MANSUETO GOMES NETO
Graduação em Fisioterapia pela Fundação Baiana para Desenvolvimento das Ciências
Mestre em Ciências da Reabilitação pela Universidade Federal de Minas Gerais (UFMG)
Doutor em Medicina e Saúde pela Universidade Federal da Bahia (UFBA)
Professor Adjunto IV do Departamento de Fisioterapia da UFBA
Professor Permanente do Programa de Pós-Graduação em Medicina e Saúde e do Programa de Processos Interativos dos Órgãos e Sistemas da UFBA
Coordenador do Grupo de Pesquisa em Fisioterapia da UFBA

MARIA INÊS ROSA
Médica Ginecologista
Mestre em Saúde Coletiva
Doutora em Epidemiologia
Coordenadora do Curso de Medicina da Universidade do Extremo Sul Catarinense (Unesc)
Bolsista em Produtividade do CNPq, em Ginecologia

MARIA LAURA RODRIGUES UGGIONI
Bacharel em Biomedicina
Mestranda em Ciências da Saúde

MICHEL POMPEU BARROS DE OLIVEIRA SÁ
Graduação em Medicina pela Faculdade de Ciências Médicas da Universidade de Pernambuco (FCM/UPE)
Residência Médica em Cirurgia Geral pelo Hospital Barão de Lucena – Recife, PE
Residência Médica em Cirurgia Cardiovascular pelo Pronto-Socorro Cardiológico de Pernambuco (PROCAPE)
Mestre e Doutor em Ciências da Saúde pela FCM/UPE
Professor do Programa de Pós-Graduação em Ciências da Saúde (PPGCS) da UPE

PAULO EDUARDO OCKE REIS
Especialista em Cirurgia Vascular e Angiorradiologia pela Sociedade Brasileira de Cirurgia Vascular (SBCV), pela Associação Médica Brasileira (AMB) e pela Sociedade Brasileira de Radiologia (SBR)
Professor Adjunto de Cirurgia Vascular da Universidade Federal Fluminense (UFF)
Chefe do Serviço de Cirurgia Vascular do Hospital Universitário Antônio Pedro da UFF
Vascular Surgery Researcher Fellow do Albert Einstein College of Medicine of Yeshiva University, Montefiore Medical Center – NY, EUA

ROGÉRIO DE MELO COSTA E PINTO
Graduação em Agronomia pela Universidade Federal de Lavras (UFLA)
Graduação em Matemática pela Universidade Federal de Ouro Preto (UFOP)
Mestre em Genética e Melhoramento de Plantas pela Escola Superior de Agricultura Luiz de Queiroz
Doutor em Genética e Melhoramento de Plantas pela Escola Superior de Agricultura Luiz de Queiroz
Professor Titular da Universidade Federal de Uberlândia (UFU)
Professor do Programa de Pós-Graduação em Ciências da Saúde da Faculdade de Medicina da UFU

SUMÁRIO

1 PICO: MODELO PARA QUESTÕES CLÍNICAS 1
  Leonardo Roever

2 ANÁLISE CRÍTICA DE ARTIGOS DE PESQUISA CLÍNICA 5
  Leonardo Roever ▪ Mansueto Gomes Neto

3 ANÁLISE CRÍTICA DAS DIRETRIZES PRÁTICAS 13
  Leonardo Roever ▪ Antonio Casella-Filho

4 AVALIAÇÃO CRÍTICA DE REVISÕES SISTEMÁTICAS E METANÁLISES 17
  Leonardo Roever ▪ Maria Inês Rosa ▪ André Rodrigues Durães
  Maria Laura Rodrigues Uggioni ▪ Mansueto Gomes Neto

5 AVALIAÇÃO CRÍTICA DE UMA METANÁLISE DE REDE 29
  Leonardo Roever ▪ Michel Pompeu Barros de Oliveira Sá ▪ Mansueto Gomes Neto

6 AVALIAÇÃO CRÍTICA DE REVISÃO SISTEMÁTICA
  E METANÁLISE INDIVIDUAL DE DADOS DE PARTICIPANTES 35
  Leonardo Roever ▪ André Rodrigues Durães ▪ Mansueto Gomes Neto

7 AVALIAÇÃO CRÍTICA DE ENSAIOS CLÍNICOS RANDOMIZADOS 43
  Leonardo Roever ▪ Hugo Ribeiro Zanetti ▪ Mansueto Gomes Neto

8 AVALIAÇÃO CRÍTICA DE ESTUDOS DE COORTE 51
  Leonardo Roever

9 AVALIAÇÃO CRÍTICA DA ANÁLISE ECONÔMICA 57
  Leonardo Roever

10 AVALIAÇÃO CRÍTICA DE PROJETOS DE PESQUISA 63
  Leonardo Roever

11 AVALIAÇÃO CRÍTICA DA ANÁLISE DE DECISÃO 71
  Leonardo Roever

12 AVALIAÇÃO CRÍTICA DE UM ESTUDO DE QUESTIONÁRIO 75
  Leonardo Roever ▪ Rogério de Melo Costa e Pinto

13 AVALIAÇÃO CRÍTICA DE PESQUISA QUALITATIVA.................................... 81
Leonardo Roever

14 AVALIAÇÃO CRÍTICA DE ESTUDOS DE DIAGNÓSTICO 89
Leonardo Roever ▪ Angélica Lemos Debs Diniz ▪ Maria Laura Rodrigues Uggioni
Fábio Rosa Silva ▪ Maria Inês Rosa

15 TIPOS DE VIÉS NOS ESTUDOS DE ACURÁCIA
DO TESTE DE DIAGNÓSTICO 97
Leonardo Roever

16 AVALIAÇÃO CRÍTICA DE ESTUDOS DE CASO-CONTROLE 103
Leonardo Roever

17 AVALIAÇÃO CRÍTICA DE ESTUDOS QUASE EXPERIMENTAIS
(ESTUDOS EXPERIMENTAIS NÃO RANDOMIZADOS)................................. 111
Leonardo Roever ▪ Clévia dos Santos Passos

18 AVALIAÇÃO CRÍTICA DE UMA SÉRIE DE CASOS.. 115
Leonardo Roever ▪ André Rodrigues Durães

19 AVALIAÇÃO CRÍTICA DE UM RELATO DE CASO 119
Leonardo Roever ▪ Paulo Eduardo Ocke Reis

20 AVALIAÇÃO CRÍTICA PARA ESTUDOS DE PREDIÇÃO CLÍNICA 123
Leonardo Roever

21 AVALIAÇÃO CRÍTICA PARA ESTUDOS PROGNÓSTICOS............................. 127
Leonardo Roever

22 AVALIAÇÃO CRÍTICA DE ESTUDOS DE PREVALÊNCIA 129
Leonardo Roever

23 AVALIAÇÃO CRÍTICA DA ANÁLISE DE SUBGRUPO 133
Leonardo Roever

24 AVALIAÇÃO CRÍTICA DE VIÉS EM
REVISÕES SISTEMÁTICAS E METANÁLISES.. 137
Leonardo Roever ▪ André Rodrigues Durães ▪ Mansueto Gomes Neto

25 GLOSSÁRIO DE TERMOS UTILIZADOS EM SAÚDE COM BASE EM
EVIDÊNCIAS, EPIDEMIOLOGIA E BIOESTATÍSTICA 143
Leonardo Roever

26 GLOSSÁRIO DE VIÉS NA PESQUISA CLÍNICA.. 153
Leonardo Roever

ÍNDICE REMISSIVO... 163

Avaliação Crítica de Artigos na Área da Saúde
Guia Prático

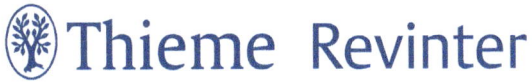

PICO: MODELO PARA QUESTÕES CLÍNICAS

Leonardo Roever

INTRODUÇÃO

O processo PICO é uma técnica, usada em evidências, utilizada para enquadrar e responder a uma questão clínica em termos de abordagem do problema específico, ao qual apresenta o paciente que é clinicamente relevante para o levantamento de evidências na literatura (Tabela 1-1).[1-5] O processo de encontrar uma resposta apropriada à dúvida que surge no atendimento ao paciente depende de como estruturamos as partes relevantes desta metodologia. A forma recomendada é conhecida pela sigla: **PICO**, que é formada por **P** de paciente ou população, **I** de intervenção ou indicador, **C** de comparação ou controle e **O** de "resultado", que significa resultado clínico, resultado ou, finalmente, a resposta esperada encontrada nas fontes de informação científica. Bem formuladas as perguntas devem conter informações sobre o paciente,[1] exposição (a um tratamento, um diagnóstico ou agente)[2] e um resultado de interesse.[3] Os desfechos clínicos são as variáveis que serão estudadas. Isto pode ser doença, cura e melhor qualidade de vida, morte ou limitação.[6-13]

Esta é uma condição necessária para que nossa busca seja bem-sucedida; a segunda é encontrar as palavras-chave que melhor descrevem cada uma dessas quatro características da questão. Sem esse cuidado, pesquisas em bases de dados informatizados geralmente resultam em falta de informação ou grande quantidade de informações que não estão relacionadas com o nosso interesse. Isto é importante entender que todas as decisões começam com a formulação de uma questão clínica e devem considerar o fato de que levar mais tempo, sempre que possível, refletindo sobre uma situação clínica real, só traz benefícios para a equipe de profissionais e especialmente para pacientes e a sociedade.[6-13] Começa com a formulação de uma questão clínica de interesse. Uma boa pergunta é o primeiro passo para iniciar uma pesquisa porque reduz as chances de erros sistemáticos (vieses) que ocorrem durante desenho, planejamento, análise estatística e conclusão do estudo.[6-13]

Tabela 1-1. Processo PICO[1-5]

P	Paciente, População ou Problema	Como eu descreveria um grupo de pacientes semelhante para mim? (por exemplo, idade, doença/condição, sexo)
I	Intervenção, Fator Prognóstico ou Exposição	Qual intervenção principal, fator prognóstico ou exposição está sendo considerada(o)? (por exemplo, medicamento ou outro tratamento, diagnóstico/teste de triagem)
C	Comparação ou Intervenção (se apropriado)	Qual é a principal alternativa para comparar com a intervenção? (por exemplo, placebo, terapia-padrão, sem tratamento, o padrão ouro)
O	Resultado que você gostaria de medir ou conquistar	O que posso esperar da medida realizada? Teve melhoria, o que afetou? (por exemplo, redução da mortalidade ou morbidade, melhoria da memória, diagnóstico preciso e oportuno)
	Que tipo de pergunta você está fazendo?	Diagnóstico, Etiologia/Danos, Terapia, Prognóstico, Prevenção 1. O que causa o problema? • Etiologia, fatores de risco 2. Qual a frequência do problema? • Frequência que ocorre 3. Esta pessoa tem o problema? • Diagnóstico 4. Quem vai ter o problema? • Prognóstico, predição
	Tipo de estudo você quer encontrar	Qual seria o melhor projeto de estudo/metodologia?
	Pergunta principal Tipos	• **Terapia:** como selecionar tratamentos para oferecer aos nossos pacientes, que fazem mais bem do que mal e que valem os esforços e custos. • **Testes de diagnóstico:** como selecionar e interpretar testes de diagnóstico, a fim de confirmar ou excluir um diagnóstico com base, considerando sua precisão, aceitabilidade, despesa, segurança etc. • **Prognóstico:** como estimar um paciente, curso clínico provável ao longo do tempo decorrente de outros fatores além das intervenções • **Danos/Etiologia:** como identificar causas para doenças (incluindo a iatrogênica) • **Prevenção:** como reduzir a chance da doença, identificando e modificando fatores de risco e como diagnosticar doença precoce por triagem

(Continua.)

Tabela 1-1. *(Cont.)* Processo PICO[1-5]

Outros tipos de pergunta	■ **Achados clínicos:** como apropriadamente reunir e interpretar descobertas da história e do exame físico ■ **Manifestações clínicas de doença:** saber com que frequência e quando uma doença causa as suas manifestações e como usar este conhecimento em classificar nossas doenças dos pacientes ■ **Diagnóstico diferencial:** quando considerar as possíveis causas de problema clínico do nosso paciente, como selecionar aqueles que são prováveis, sérios e responsivos ao tratamento ■ **Pesquisa qualitativa:** como ter empatia em situações enfrentadas por nossos pacientes, saber apreciar, entender como esse significado influencia sua cura ■ **Autoaperfeiçoamento:** como se manter atualizado, melhorar habilidades clínicas dentre outras e executar uma clínica melhor, mais eficiente, prática ■ **Experiência e significado:** (para pesquisa qualitativa) como focar nas situações dos nossos pacientes, e analisar o significado que eles encontram na experiência e entender como isso influencia no resultado

A qualidade da questão científica é com base em quatro questões:[6-13]

1. Situação clínica (qual é a doença);
2. Intervenção (qual é o tratamento de interesse a ser testado);
3. Grupo de controle (placebo, simulação, nenhuma intervenção ou outra intervenção);
4. Resultado clínico.

As questões clínicas enfocam o conhecimento sobre o cuidado dos pacientes com uma doença particular, tendo como componentes principais:[6-13]

1. O paciente ou problema de interesse;
2. A intervenção principal, que pode incluir uma exposição, um método de diagnóstico, um fator prognóstico, um tratamento ou ambos;
3. Uma intervenção de comparação, quando aplicável;
4. Os desfechos clínicos de interesse.

A prática clínica diária com base em evidências requer o uso de grande quantidade de conhecimento, tanto básico, quanto clínico. As perguntas então surgem de forma híbrida, centrando-se no cuidado ao paciente e em um cenário, envolvendo achados clínicos, etiologia, diagnóstico diferencial, métodos diagnósticos, fatores prognósticos, métodos terapêuticos, experiência e opinião e aprimoramento pessoal. Questões clínicas nos alertam para possíveis benefícios e danos decorrentes do paciente ou tomada de decisão sobre medicação; têm em comum o estudo clínico de manifestações, os sintomas e o bem-estar do paciente.[6-13]

O conhecimento desta metodologia, assim como sua aplicação, pode beneficiar seu paciente.

REFERÊNCIAS BIBLIOGRÁFICAS

1. Straus SE, Richardson WS, Glasziou P, Haynes RB. Evidence-based medicine: How to practice and teach it. 4th Ed. Elsevier Health Sciences; 2011.
2. Guyatt G, Rennie D, Meade MO, Cook DJ. Users' guides to the medical literature: A manual for evidence-based clinical practice. 3rd ed. New York: McGraw Hill Companies; 2014.
3. Huang X, Lin J, Demner-Fushman D. Evaluation of PICO as a knowledge representation for clinical questions. AMIA Annu Symp Proc. 2006;2006:359-363.
4. Schardt C, Adams MB, Owens T, Keitz S, Fontelo P. Utilization of the PICO framework to improve searching PubMed for clinical questions. BMC Med Inform Decis Mak. 2007;7:16.
5. Song JW, Chung KC. Observational Studies: Cohort and Case-Control Studies. Plast Reconstr Surg. 2010;126(6):2234-2242.
6. Stillwell SB, Fineout-Overholt E, Melnyk BM, Williamson KM. Evidence-based practice, step by step: asking the clinical question: a key step in evidence-based practice. Am J Nurs. 2010;110:58-61.
7. Centre for Evidence Based Medicine. [Online]. Disponível em: www.cebm.net
8. Duke University: Evidence-Based Practice: Study Design. [Online]. Disponível em: https://guides.mclibrary.duke.edu/ebm/studydesign
9. MEDLINE/PubMed via PICO with Spelling Checker. [Online]. Disponível em: http://pubmedhh.nlm.nih.gov/nlmd/pico/piconew.php
10. Murphy LS, Clancy S. EBM Guidebook. Medical Student Survival Manual. 24th ed. UCI; 2012.
11. Weinfeld J, Finkelstein K. How to Answer Your Clinical Questions More Efficiently. 2005. [Online]. Disponível em: https://www.aafp.org/fpm/2005/0700/p37.html
12. Dartmouth Biomedical Libraries. Evidence-Based Medicine Worksheets. [Online. Disponível em: https://www.dartmouth.edu/~library/biomed/guides/research/ebm-resourcesmaterials.html
13. Schardt C, Mayer J. Introduction to Evidence-Based Practice. 2010. [Online]. Disponível em: https://www.kau.edu.sa/Files/0004020/Subjects/ebp_tutorial.pdf

ANÁLISE CRÍTICA DE ARTIGOS DE PESQUISA CLÍNICA

Leonardo Roever ▪ Mansueto Gomes Neto

INTRODUÇÃO

Profissionais de saúde precisam aplicar os resultados da pesquisa científica de acordo com as circunstâncias individuais dos pacientes, com isso deve ter capacidade de selecionar e avaliar a literatura científica que é relevante para o seu entendimento e deve compreender as implicações da pesquisa para cada paciente (indivíduo), além de estimular as próprias preferências dos pacientes e desenvolver um plano de gestão adequado com base na combinação desta informação.[1-5]

O uso adequado das informações, disponíveis na prática clínica, depende da capacidade dos profissionais em interpretar e reconhecer a validade e precisão destas informações. O entendimento e o uso do método científico são fundamentais para a compreensão das informações disponíveis, bem como para uso seguro destas informações. O conhecimento adequado dos tipos/desenhos de estudo é fundamental na seleção, leitura e interpretação dos artigos de pesquisa clínica. Um artigo pode ser definido como um documento científico com autoria declarada que tem como objetivo principal descrever os métodos, procedimentos e resultados encontrados decorrentes de uma pesquisa científica. Um artigo deve reportar de forma transparente e precisa os achados da pesquisa em questão, bem como suas implicações clínicas e científicas. Deve também descrever os métodos e procedimentos utilizados pelos autores e que permitiram analisar os resultados encontrados. Para análise, é importante reconhecer as características da amostra de indivíduos incluídos no estudo, quantidade de indivíduos na amostra estudada, os desfechos analisados e formas de mensuração desses desfechos, como os dados foram analisados e, também, como os resultados foram apresentados (quais medidas de associação ou efeito foram apresentadas).[6-14]

É importante reconhecer que cada parte do artigo deve apresentar informações para o entendimento de todo processo de investigação, mas principalmente para facilitar o entendimento dos resultados encontrados decorrente da investigação. A análise crítica, a interpretação e o uso de evidências científicas dependem do conhecimento dos profissionais, em relação aos possíveis erros sistemáticos presentes nos artigos científicos publicados. Apesar de o método científico ajudar na redução das incertezas, deve-se lembrar que tendências na coleta, análise, interpretação, publicação ou revisão de dados podem levar a conclusões que sejam sistematicamente diferentes da verdade. Assim, os erros sistemáticos (vieses) nas pesquisas podem distanciar as informações geradas da realidade, não minimizando as incertezas. O viés é um erro sistemático que pode acontecer em qualquer estágio de pesquisa, com tendência a produzir resultados que se afastem sistematicamente dos valores verdadeiros[15-29] (Tabela 2-1).

Tabela 2-1. Questões para Análise Crítica de Artigos de Pesquisa Clínica[15-21]

Locais	Perguntas	Sim	Não	Não se aplica	Observação
Título	O título é claro, preciso e conciso, evitando palavras desnecessárias e sem abreviaturas?				
Resumo	O resumo contém o que foi feito, como foi feito, os resultados e suas implicações?				
Definição do tema do estudo	O problema foi definido corretamente? O problema está ligado ao artigo já publicado sobre o assunto? O objetivo da pesquisa é descrito e corretamente definido?				
Desenho da pesquisa	O estudo é controlado? Qual é a hipótese? A hipótese está claramente definida? Qual é o tipo de estudo? O tipo de estudo é apropriado para alcançar o objetivo da investigação? Existem inerentes limitações no método empregado que podem ter afetado os resultados? O método é aplicado corretamente? Os aspectos éticos foram adequadamente conduzidos?				

Tabela 2-1. *(Cont.)* Questões para Análise Crítica de Artigos de Pesquisa Clínica[15-21]

Locais	Perguntas	Sim	Não	Não se aplica	Observação
Amostra	O grupo-alvo é apropriado para alcançar o objetivo? Como foi feita a seleção da amostra? A amostra foi selecionada aleatoriamente? Foi de alguma forma falho? No caso de estudo experimental ou ensaio clínico, houve randomização? Como foi feito o cálculo amostral? O tamanho da amostra foi suficiente para os propósitos deste estudo?				
Medição de informação	Os indicadores e procedimentos utilizados são os mais apropriados? As variáveis foram definidas corretamente? A avaliação de efeito é objetiva e adequada em relação aos objetivos do estudo? É a variável de resposta usada corretamente para medir o efeito? Existem instrumentos de preparação (pré-teste) e de coleta de dados (questionários, aparelhos)? Houve treinamento de colecionadores e examinadores? Qual é a confiabilidade da informação? O processo de observação pode ter afetado o resultado? No caso de estudo experimental, houve adesão ao tratamento e o estudo utilizou técnica de dupla ocultação?				
Análise estatística	Os autores mostraram corretamente o cálculo da amostra? As técnicas estatísticas empregadas foram adequadas ao problema? Eles foram usados da maneira certa? Os intervalos de confiança foram calculados, e a precisão dos resultados foi informada?				

(Continua.)

Tabela 2-1. *(Cont.)* Questões para Análise Crítica de Artigos de Pesquisa Clínica[15-21]

Locais	Perguntas	Sim	Não	Não se aplica	Observação
Consistência interna dos resultados	As figuras e tabelas foram adicionadas corretamente? Os totais em uma tabela são os mesmos que os totais em outra tabela? Se eles são diferentes, existem explicações para as diferenças?				
Interpretação de resultados	Existe coerência entre os métodos do protocolo original e os métodos finais realmente utilizados? As diferenças podem ser simplesmente devidas a "chance" – erro tipo I – ou resultados falso-positivos? Qual foi o alfa usado? Se não houver diferenças estatisticamente significativas, pode estar presente um erro do tipo II (falso-negativo)? Qual foi o beta empregado? Qual foi o poder do estudo (1-beta)? Há múltiplas comparações (ou seja, várias hipóteses) para testar vários efeitos? Se sim, tem o alfa para cada hipótese, foi fixado *a priori*? As diferenças podem ser atribuídas a um viés de seleção (ou seja, aquele que ocorre na composição da amostra ou a constituição de grupos de estudo)? Houve perda de resultados no *follow-up*? Qual foi a taxa de falta de resposta? No caso de estudo experimental, os efeitos de Hawthorne ou placebo poderiam explicar os resultados? Existia co-intervenção ou contaminação? As diferenças podem ser atribuídas ao viés de medição (ou seja, aquele que se concentra em como obter os dados)?				

Tabela 2-1. *(Cont.)* Questões para Análise Crítica de Artigos de Pesquisa Clínica[15-21]

Locais	Perguntas	Sim	Não	Não se aplica	Observação
Interpretação de resultados (Cont.)	As diferenças podem ser atribuídas ao viés de confusão (isto é, aquelas que podem ser explicadas por outros fatores como idade, gênero ou outra variável de confusão), devido às diferenças na composição do grupo? Em outras palavras, foram as técnicas usadas para controlar as variáveis de confusão? Os resultados são discutidos e comparados com os de estudos anteriores? Os resultados podem ser generalizados para diferentes populações em relação à população aqui estudada? Para que tipo de população você aplicaria os resultados? O estudo muda sua prática?				
Conclusões	As conclusões são justificadas quando comparadas aos resultados apresentados? Existem conclusões não baseadas nos dados do estudo? Os autores comentaram sobre as limitações do estudo? Os autores identificaram possíveis defeitos, estimaram sua magnitude e apontaram suas prováveis implicações? As descobertas são relevantes para o problema e para os objetivos do estudo?				
Estilo	O estilo é claro e direto, sem repetição desnecessária? O uso de termos técnicos e a linguagem em geral estão corretos?				
Referências bibliográficas	São atuais e oportunas? Elas são apresentados da maneira certa?				
Conflitos de interesse	Existem conflitos de interesse?				

Para avaliar a qualidade metodológica geral do estudo, utilize o cálculo:

Total de perguntas ──────────── 100%
Total de respostas positivas ──────── X
X =

Observação: Quando a resposta for **não se aplica**, a mesma deve ser desconsiderada na soma do total de perguntas respondidas.

Sendo os resultados:

- **Alta qualidade** (≥ **80%**): a maioria dos critérios foi atendida. Pouco ou nenhum risco de viés.
- **Aceitável** (≥ **50 e** < **80%**): a maioria dos critérios foi atendida. Algumas falhas no estudo com um risco associado de viés.
- **Baixa qualidade** (< **50%**): a maioria dos critérios não foi atendida, ou falhas significativas relacionadas com aspectos-chave do desenho do estudo.

O conhecimento desta metodologia, assim como sua aplicação, pode beneficiar seu paciente.

REFERÊNCIAS BIBLIOGRÁFICAS

1. Young JA, Solomon MJ. How to Critically Appraise an Article. Nat Clin Pract Gastroenterol Hepatol. 2009;6(2):82-91.
2. Glasziou PP. Information overload: what's behind it, what's beyond it? Med J Aust. 2008;189(2):84-85.
3. Guyatt G, Rennie D. Users' Guides to the Medical Literature: a Manual for Evidence-based Clinical Practice. Chicago: American Medical Association; 2002.
4. Greenhalgh T How to Read a Paper: the Basics of Evidence-based Medicine. London: Blackwell Medicine Books; 2000.
5. Hill A, Spittlehouse C. What is critical appraisal. EBM. 2001;3(2):1-8.
6. National Health and Medical Research Council. How to review the evidence: systematic identification and review of the scientific literature. Canberra: NHMRC; 2000.
7. Agency for Healthcare Research and Quality. Systems to rate the strength of scientific evidence? Evidence Report/Technology Assessment No 47, Rockville; 2002.
8. Heller RF, Verma A, Gemmell I, Harrison R, Hart J, Edwards R. Critical appraisal for public health: a new checklist. Public Health. 2008;122:92-98.
9. Parkes J, Hyde C, Deeks J, Milne R. Teaching critical appraisal skills in health care settings. Cochrane Database Syst Rev. 2001;(3):CD001270.
10. du Prel JB, Röhrig B, Blettner M. Critical Appraisal of Scientific Articles: Part 1 of a Series on Evaluation of Scientific Publications. Dtsch Arztebl Int 2009;106(7):100-105.
11. Röhrig B, du Prel JB, Blettner M. Study Design in Medical Research: Part 2 of a Series on the Evaluation of Scientific Publications. Dtsch Arztebl Int. 2009;106(11):184-189.

12. du Prel JB, Hommel G, Röhrig B, Blettner M. Confidence Interval or P-Value?: Part 4 of a Series on Evaluation of Scientific Publications. Dtsch Arztebl Int. 2009;106(19):335-339.
13. Röhrig B, du Prel JB, Wachtlin D, Kwiecien R, Blettner M. Sample Size Calculation in Clinical Trials: Part 13 of a Series on Evaluation of Scientific Publications. Dtsch Arztebl Int. 2010;107(31-32):552-556.
14. du Prel JB, Röhrig B, Hommel G, Blettner M. Choosing Statistical Tests: Part 12 of a Series on Evaluation of Scientific Publications. Dtsch Arztebl Int. 2010;107(19):343-348.
15. Hoefler R. Análise crítica de artigos científicos: foco nos ensaios clínicos controlados aleatórios. Boletim Farmacoterapêutica 2010;15(03/04):1-8.
16. Fineout-Overholt E, Melnyk BM, Stillwell SB, Williamson KM. Evidence-based practice, step by step: Critical appraisal of the evidence: part III. Am J Nurs. 2010;110:43-45.
17. Fineout-Overholt E, Melnyk BM, Stillwell SB, Williamson KM Evidence-based practice, step by step: critical appraisal of the evidence: part II: digging deeper-examining the "keeper" studies. Am J Nurs. 2010;110(9):41-48.
18. Fineout-Overholt E, Melnyk BM, Stillwell SB, Williamson KM. Evidence-based practice step by step: Critical appraisal of the evidence: part I. Am J Nurs. 2010;110(7):47-52.
19. Vaz Carneiro A. Critical appraise of systematic reviews in vascular surgery. A practical example. Rev Port Cir Cardiotorac Vasc. 2008;15:167-173.
20. Gibson CJ. Critical appraisal: a template to evaluate scientific literature. Dent Update. 2008;35(6):414-417.
21. Cardarelli R, Oberdorfer JR. Evidence-based medicine, part 5. An introduction to critical appraisal of articles on prognosis. J Am Osteopath Assoc. 2007;107:315-319.
22. Cardarelli R, Seater MM. Evidence-based medicine, part 4. An introduction to critical appraisal of articles on harm. J Am Osteopath Assoc. 2007;107:310-314.
23. Schranz DA, Dunn MA. Evidence-based medicine, part 3. An introduction to critical appraisal of articleson diagnosis. J Am Osteopath Assoc. 2007;107:304-309.
24. Cardarelli R, Virgilio RF, Taylor L. Evidence-based medicine, part 2. An introduction to critical appraisal of articleson therapy. J Am Osteopath Assoc. 2007;107:299-303.
25. Akobeng AK. Principles of evidence based medicine. Arch Dis Child. 2005;90:837-840.
26. Urschel JD. How to analyze an article. World J Surg. 2005;29(5):557-560.
27. Dixon E, Hameed M, Sutherland F, Cook DJ, Doig C. Evaluating meta-analyses in the general surgical literature: a critical appraisal. Ann Surg. 2005;241:450-459.
28. Nobre MR, Bernardo WM, Jatene FB. Evidence based clinical practice. Part III Critical appraisal of clinical research. Rev Assoc Med Bras. 2004;50:221-228.
29. Roever L, Resende ES, Diniz ALD, Penha-Silva N, Biondi-Zoccai G, Casella-Filho A et al. Critical Analysis of Clinical Research Articles: A Guide for Evaluation. Evidence based Medicine and Practice. 2015;2:e116.

ANÁLISE CRÍTICA DAS DIRETRIZES PRÁTICAS

CAPÍTULO 3

Leonardo Roever ■ Antonio Casella-Filho

INTRODUÇÃO

As diretrizes desempenham um papel crítico na orientação da prática clínica com base em evidências. Diretrizes clínicas são recomendações elaboradas de forma sistemática para auxiliar as decisões do clínico e do paciente acerca dos cuidados de saúde mais apropriados em circunstâncias clínicas específicas.[1] Além disso, as diretrizes clínicas desempenham um papel importante na formação de políticas de saúde[2,3] e evoluíram para abranger tópicos em todo o processo de cuidados de saúde (por exemplo, promoção da saúde, rastreamento e diagnóstico).

A qualidade das diretrizes é determinante para o seu potencial benefício. Metodologias apropriadas e estratégias rigorosas, no processo de desenvolvimento de diretrizes, são importantes para o sucesso da implementação das recomendações.[4-6]

A Tabela 3-1 mostra as questões para se fazer a avaliação crítica deste tipo de estudo.[1-11]

Tabela 3-1. Questões para Avaliação Crítica[1-11]

Questões de avaliação	Sim	Não	Não se aplica	Observação
Os objetivos da diretriz estão claramente definidos?				
A diretriz é recente e com base em evidências atuais?				
As recomendações de diretrizes são válidas?				
Todos os resultados relevantes foram considerados?				

(Continua.)

Tabela 3-1. *(Cont.)* Questões para Avaliação Crítica

Questões de avaliação	Sim	Não	Não se aplica	Observação
A inclusão de estudos apropriados foi completa?				
Como os autores identificaram e classificaram as principais questões a serem abordadas e descreveram esse processo?				
Quem desenvolveu a diretriz?				
Os autores avaliaram o corpo de evidências e deram uma "declaração de evidência", incluindo benefícios e riscos, antes de formular cada recomendação?				
A diretriz foi submetida à revisão por pares?				
Uma revisão sistemática de evidências foi usada para responder a cada pergunta?				
A diretriz aborda uma questão clara?				
O apoio financeiro para o desenvolvimento de diretrizes está claramente identificado?				
Os pacientes-alvo, profissionais e ambiente(s) estão claramente definidos?				
Houve uma busca abrangente e avaliação rigorosa das evidências?				
Existe uma ligação explícita entre as recomendações e as evidências de apoio?				
As recomendações são classificadas de acordo com a força da evidência de apoio?				
O grupo de desenvolvedores de diretrizes é multidisciplinar e equilibrado por experiência clínica e metodológica?				
Os pacientes têm situações, valores e preferências individuais discutidos na recomendação de implementação das diretrizes?				
As considerações econômicas e de recursos foram discutidas na recomendação da implementação das diretrizes?				

Tabela 3-1. *(Cont.)* Questões para Avaliação Crítica

Questões de avaliação	Sim	Não	Não se aplica	Observação
As diretrizes podem levar em conta variações clinicamente sensatas na prática?				
A diretriz é editorialmente independente do órgão de financiamento?				
Todos os potenciais conflitos de interesse são divulgados e abordados?				
A diretriz foi revisada externamente por especialistas independentes antes de sua publicação?				
Quais são as recomendações?				
Cada recomendação está relacionada com a pesquisa publicada?				
Quão fortes são as recomendações?				
O acompanhamento foi suficientemente completo e longo?				
As recomendações são pragmáticas?				
As recomendações são aplicáveis ao seu paciente?				
A diretriz está escrita em linguagem clara e inequívoca?				
As diretrizes são recentes ou atualizadas regularmente?				
Conflitos de interesse são declarados?				

Para avaliar a qualidade metodológica geral do estudo, utilize o cálculo:

Total de perguntas ——————— 100%
Total de respostas positivas ———— X
X =

Observação: Quando a resposta for **não se aplica**, a mesma deve ser desconsiderada na soma do total de perguntas respondidas.

Sendo os resultados:

- **Alta qualidade (≥ 80%):** a maioria dos critérios foi atendida. Pouco ou nenhum risco de viés.
- **Aceitável (≥ 50 e < 80%):** a maioria dos critérios foi atendida. Algumas falhas no estudo com um risco associado de viés.
- **Baixa qualidade (< 50%):** a maioria dos critérios não foi atendida, ou falhas significativas relacionadas com aspectos-chave do desenho do estudo.

O conhecimento desta metodologia, assim como sua aplicação, pode beneficiar seu paciente.

REFERÊNCIAS BIBLIOGRÁFICAS

1. Guyatt G, Meade MO, Cook DJ, Rennie D (eds.) Users' Guides to the Medical Literature: A Manual for Evidence-based Clinical Practice. 3rd ed. New York: McGrawHill Companies; 2014.
2. Sackett DL, Richardson WS, Rosemberg WS, Rosenberg W, Haynes BR. Evidence-Based Medicine: how to practice and teach EBM. Churchill Livingstone; 2010.
3. Heneghan C, Badenoch D. Evidence-based Medicine Toolkit. 2nd Ed. Oxford: Blackwell Publishing; BMJ Books; 2006. p. 21.
4. Scott IA, Guyatt GH. Suggestions for improving guideline utility and trustworthiness. Evid Based Med. 2014;19(2):42.
5. Brouwers M, Kho ME, Browman GP, Burgers JS, Cluzeau F, Feder G et al. AGREE II: Advancing guideline development, reporting and evaluation in healthcare. CMAJ. 2010;14;182(18):E839-42.
6. Shaneyfelt TM, Centor RM. Reassessment of clinical practice guidelines: Go gently into that good night. JAMA. 2009;301:868-9
7. Dahm P, Yeung LL, Gallucci M, Simone G, Schunemann HJ. How to use a clinical practice guideline. J Urol. 2009;181:472-9.
8. Dahm P, Kunz R, Schunemann H. Evidence-based clinical practice guidelines for prostate cancer: The need for a unified approach. Curr Opin Urol. 2007;17:200-7.
9. Clubb AB, Dahm P. How to critically appraise a clinical practice guideline. Indian J Urol. 2011;27(4):498-502.
10. Siering U, Eikermann M, Hausner E, Hoffmann-Eßer W, Neugebauer EA. Appraisal Tools for Clinical Practice Guidelines: A Systematic Review. PLoS ONE. 2013;8(12):e82915.
11. The University of Western Australia. Clinical practice guidelines critical appraisal guide. [Online] Disponível em: http://www.meddent.uwa.edu.au/__data/assets/pdf_file/0011/2668331/ClinicalPracticeGuidelines0.2.pdf.

AVALIAÇÃO CRÍTICA DE REVISÕES SISTEMÁTICAS E METANÁLISES

CAPÍTULO 4

Leonardo Roever ▪ Maria Inês Rosa
André Rodrigues Durães ▪ Maria Laura Rodrigues Uggioni
Mansueto Gomes Neto

INTRODUÇÃO

O termo "revisão sistemática" indica uma revisão planejada para responder a uma pergunta de investigação específica e que utiliza métodos explícitos e sistemáticos para identificar, selecionar, avaliar criticamente, extrair, analisar e combinar os dados de estudos já realizados e publicados. As revisões sistemáticas de estudos de boa qualidade são úteis para ajudar os profissionais a superar as dificuldades enfrentadas quando desejam extrair e analisar os estudos primários para orientar a tomada de decisão na prática clínica. O objeto de análise na revisão sistemática deixa de ser os pacientes e passa a ser os estudos previamente realizados que respondam à pergunta de investigação elaborada.[1,2]

Uma revisão sistemática é uma forma de pesquisa que utiliza como fonte de dados a literatura sobre um tópico em particular. São particularmente úteis para a integração das informações de vários estudos realizados separadamente sobre certas terapêuticas/intervenções, que podem apresentar resultados conflitantes e/ou coincidentes e identificar questões que necessitam de evidências, aplicando métodos explícitos e busca sistemática, avaliação crítica e síntese das informações selecionadas. Metanálise é um método estatístico usado em revisões sistemáticas para integrar os resultados dos estudos incluídos e aumentar o poder estatístico do estudo.[3-6]

A realização de uma revisão sistemática envolve o trabalho de pelo menos dois pesquisadores que, de forma independente, devem selecionar os estudos, avaliar a qualidade metodológica e extrair os dados dos estudos elegíveis. Na condução da revisão os dois pesquisadores deverão identificar e selecionar a literatura. Nesta fase será elaborada uma estratégia de busca no intuito de encontrar as informações disponíveis (estudos que respondam à pergunta de investigação) em base de dados. A seleção dos estudos deverá ser realizada de acordo com os critérios de elegibilidade estabelecidos no protocolo de pesquisa. Com os estudos selecionados e incluídos os pesquisadores realizarão a extração dos dados, extraindo as informações dos estudos que foram incluídos na revisão.[6-9]

Em adição, para os estudos incluídos, deverá ser realizada uma investigação da qualidade dos estudos com a utilização de instrumentos de análise de qualidade metodológica ou de análise de risco de viés. Após a análise da qualidade os pesquisadores deverão realizar uma síntese qualitativa dos resultados dos estudos e, se pertinente, realizar síntese quantitativa, desde que seja possível, sintetizando os dados e agrupando-os em uma nova análise (metanálise).[7-9]

A *Cochrane Collaboration*, líder mundial na produção de evidência científica por revisões sistemáticas, apresenta, em seu Handbook,[10] um guia de como realizar uma revisão sistemática. Junto a este guia, têm-se protocolos que servem como *checklists* para organizar e escrever uma revisão sistemática, trazendo o conteúdo mínimo necessário para a formulação de uma revisão, bem como os itens mais relevantes dela. O protocolo **PRISMA** (*Preferred Reporting Items for Systematic Reviews and Meta-Analyses*) concentra-se no relato de revisões sistemáticas. O objetivo do PRISMA é ajudar os pesquisadores a melhorarem o relato dos artigos de revisões sistemáticas e metanálises, particularmente as revisões sobre intervenções terapêuticas, entretanto, essa ferramenta também pode ser utilizada como base para relatar revisões sistemáticas de outros tipos de estudos.[11] Há também a ferramenta MOOSE (*Meta-analysis of Observational Studies in Epidemiology*), um protocolo para a escrita de revisões sistemáticas de estudos observacionais (não randomizadas).

Apesar de existirem protocolos para a escrita de revisões sistemáticas, ainda há poucos instrumentos que possibilitem a avaliação da qualidade metodológica das revisões sistemáticas por completo. É importante destacar a diferença entre guias para escrita e redação das revisões sistemáticas e os instrumentos de avaliação crítica. Enquanto o PRISMA é um guia de Redação, que orienta o que deve conter na escrita de um bom artigo de revisão sistemática, o **AMSTAR** (*a Measurement Tool to Assess Systematic Reviews*) é um guia composto que ajuda na análise crítica da revisão sistemática com análise da adequação da busca, seleção, extração, análise dos dados e demais procedimentos realizados na elaboração da revisão.[12,13] O AMSTAR é uma ferramenta independente da *Cochrane Library*, que permite a avaliação crítica da metodologia das revisões sistemáticas com ou sem metanálise, que incluam estudos randomizados ou não randomizados. Entretanto, ainda há pontos essenciais que necessitam de modificações nesta ferramenta, visto que ela não engloba uma ampla avaliação para revisões diagnósticas, além de não contemplar a avaliação pelo **GRADEpro** (*Grades of Recommendation, Assessment, Develop-*

ment, and Evaluation), uma ferramenta também desenvolvida pela *Cochrane Library* que permite estimar a confiança do efeito encontrado pela revisão sistemática e, assim, definir a qualidade de evidência apresentada.

No site da AMSTAR (https://amstar.ca/Amstar_Checklist.php) encontra-se o instrumento para ser preenchido, analisando-se item por item, podendo, no final, ser calculada a pontuação do referido artigo.

A Tabela 4-1 traz uma representação do questionário AMSTAR, voltado para as revisões de ensaios clínicos randomizados.[13]

A Tabela 4-2 mostra uma lista sugestiva dos itens necessários para a verificação das revisões sistemáticas, a fim de se fazer uma análise crítica dos estudos, sendo um compilado de várias ferramentas e instrumentos de avaliação já validados.[1-22]

Tabela 4-1. Questionário AMSTAR para Revisões de Ensaios Clínicos Randomizados

Questão do AMSTAR 2 (2017)[13]	Itens necessários para responder como parcialmente	Itens necessários para responder como sim
1. Os objetivos e os critérios de inclusão da pesquisa incluíram os componentes do PICO?	–	- População - Intervenção - Grupo controle - Desfecho **Item opcional:** Prazo para o acompanhamento da população
2. Havia uma declaração explícita de que os métodos foram estabelecidos antes da realização e qualquer desvio significativo do protocolo foi justificado?	- Questões da revisão - Estratégia de busca - Critérios de inclusão/exclusão - Avaliação do risco de viés	**Além de preencher os itens parciais, deve apresentar:** - Planejamento da metanálise/síntese, se apropriado - Planejamento para investigar as causas da heterogeneidade - Justificativa para eventuais desvios do protocolo
3. Os autores da revisão explicaram a seleção dos desenhos de estudo incluídos nesta revisão?	–	**A revisão deve satisfazer UM dos seguintes:** - Explicação para incluir apenas ECRs - Explicação para incluir somente estudos não randomizados - Explicação para incluir ambos

(Continua.)

Tabela 4-1. *(Cont.)* Questionário AMSTAR para Revisões de Ensaios Clínicos Randomizados

Questão do AMSTAR 2 (2017)[13]	Itens necessários para responder como parcialmente	Itens necessários para responder como sim
4. Os autores da revisão utilizaram uma estratégia abrangente para a pesquisa bibliográfica?	• Pesquisados em pelo menos 2 bancos de dados • Forneceram palavras-chave ou a estratégia de busca • Justificaram restrições	• Pesquisadas as listas de referência dos estudos incluídos • Registros de estudos • Consultaram especialistas sobre o conteúdo • Pesquisa na literatura cinzenta • Realizaram pesquisa após 24 meses da conclusão da revisão
5. Os autores da revisão realizaram a seleção do estudo em duplicata?	–	**A revisão deve satisfazer UM dos seguintes:** • Pelo menos dois revisores concordaram independentemente na seleção dos estudos elegíveis e obtiveram consenso sobre quais estudos incluir • Dois revisores selecionaram uma amostra de estudos elegíveis e obtiveram boa concordância (de pelo menos 80%), com o restante selecionado por um revisor
6. Os autores da revisão executaram a extração de dados em duplicata?	–	**Qualquer UM dos itens a seguir:** • Pelo menos dois revisores entraram em consenso sobre quais dados extrair dos estudos incluídos • Dois revisores extraíram os dados de uma amostra de estudos elegíveis e obtiveram boa concordância (de pelo menos 80%), sendo o restante extraído por um terceiro revisor
7. Os autores forneceram uma lista dos estudos excluídos e justificaram as exclusões?	Forneceram uma lista de todos os estudos potencialmente relevantes que foram lidos	Justificaram a exclusão de cada estudo potencialmente relevante

Tabela 4-1. *(Cont.)* Questionário AMSTAR para Revisões de Ensaios Clínicos Randomizados

Questão do AMSTAR 2 (2017)[13]	Itens necessários para responder como parcialmente	Itens necessários para responder como sim
8. Os autores da revisão descreveram os estudos incluídos em detalhes adequados?	TODOS os seguintes: • Populações • Intervenções • Comparações • Desfechos • Projetos de pesquisa	TODOS os seguintes: • Descreveram a população em detalhes • Descreveram a intervenção em detalhes • Descreveram a comparação em detalhes • Descreveram a configuração do estudo e o prazo para acompanhamento
9. Os autores da revisão utilizaram uma técnica satisfatória para avaliar o risco de viés nos estudos que foram incluídos na revisão?	• Alocação não revelada • Falta de cegamento dos pacientes e dos avaliadores	• A sequência de alocação não era verdadeiramente aleatória • Foi feita a seleção do resultado relatado entre várias medições ou análises de um resultado especificado
10. Os autores da revisão relataram sobre as fontes de financiamento para os estudos incluídos na revisão?	–	Devem ter informado sobre fontes de financiamento para estudos incluídos na revisão **Nota:** Reportar que os revisores procuraram por essa informação, mas ela não foi relatada pelos autores do estudo, também qualifica
11. Se a metanálise foi realizada, os autores utilizaram métodos apropriados para combinação estatística dos resultados?	–	• Os autores justificaram a combinação dos dados em uma metanálise • Usaram uma técnica apropriada para combinar os resultados do estudo e para a heterogeneidade, se presente • Investigaram as causas de heterogeneidade
12. Se a metanálise foi realizada, os autores avaliaram o impacto potencial dos riscos de viés em estudos com metanálise?	–	• Incluíram apenas ECRs com baixo risco de viés • Se a estimativa agrupada foi com base nos ECRs ou em outros estudos na variável de risco de viés, os autores realizaram análises para investigar o possível impacto de risco de viés em estimativas resumidas de efeito

(Continua.)

Tabela 4-1. *(Cont.)* Questionário AMSTAR para Revisões de Ensaios Clínicos Randomizados

Questão do AMSTAR 2 (2017)[13]	Itens necessários para responder como parcialmente	Itens necessários para responder como sim
13. Os autores responderam pelo risco de viés nos estudos ao interpretar e discutir os resultados da revisão?	–	▪ Incluíram apenas ECRs com baixo risco de viés ▪ Se ECRs com risco de viés moderado ou alto foram incluídos, a revisão forneceu uma discussão sobre o provável impacto do risco de viés nos resultados
14. Os autores forneceram uma explicação satisfatória e discutiram qualquer heterogeneidade observada nos resultados da revisão?	–	▪ Não houve heterogeneidade significativa nos resultados ▪ Se houve heterogeneidade, os autores realizaram uma investigação das suas fontes nos resultados e discutiram o impacto disso na revisão
15. Se realizada a síntese quantitativa, os autores conduziram uma investigação adequada do viés de publicação e discutiram seu provável impacto nos resultados da revisão?	–	Realizaram testes estatísticos ou gráficos para o viés de publicação e discutiu a probabilidade e a magnitude do impacto deste viés
16. Os autores relataram alguma fonte potencial de conflito de interesse, incluindo qualquer financiamento recebido para a realização da revisão?	–	▪ Os autores não relataram conflitos de interesse ▪ Os autores descreveram suas fontes de financiamento e como gerenciaram potenciais conflitos de interesse

Tabela 4-2. Questões para Avaliação Crítica[1-22]

Questões de avaliação	Sim	Não	Não se aplica	Observação
A questão de pesquisa está claramente definida, e os critérios de inclusão/exclusão foram listados no artigo?				
Uma pesquisa bibliográfica abrangente é realizada?				
A revisão abordou uma questão claramente focada?				
Havia informação suficiente sobre: • A população estudada • A intervenção dada • Os resultados considerados				
Os autores procuraram o tipo adequado de documentos?				
Tem um desenho de estudo apropriado?				
Você acha que os estudos importantes e relevantes foram incluídos?				
Quais bases de dados bibliográficas foram utilizadas?				
Houve: • Acompanhamento de listas de referência • Contato pessoal com especialistas • Pesquisar estudos não publicados e publicados • Procure por estudos de língua não inglesa				
Os autores da revisão fizeram o suficiente para avaliar a qualidade dos estudos incluídos?				
Os autores consideraram o rigor dos estudos que identificaram?				
A questão clínica está claramente focada em relação à população? A intervenção? As medidas de resultado?				
Os critérios para a seleção dos estudos a serem incluídos na revisão estão de acordo com: as especificações da questão anterior em relação às populações, intervenções e resultados?				
Que tipo de estudo foi escolhido?				
O método de busca na literatura é claramente especificado?				

(Continua.)

Tabela 4-2. *(Cont.)* Questões para Avaliação Crítica[1-22]

Questões de avaliação	Sim	Não	Não se aplica	Observação
Existe uma grande probabilidade de que alguns estudos relevantes tenham sido omitidos?				
Os estudos identificados foram avaliados quanto à qualidade metodológica?				
A avaliação da qualidade metodológica foi realizada por mais de uma pessoa independentemente, e o grau de concordância entre elas foi estabelecido? • Pelo menos duas pessoas deveriam ter selecionado estudos. • Pelo menos duas pessoas deveriam ter extraído dados				
Esta é uma revisão sistemática de ensaios randomizados?				
Inclui uma seção de métodos que descreve: Encontrar e incluir todos os ensaios relevantes?				
Os resultados foram consistentes do estudo a estudar?				
Os dados individuais do paciente foram usados na análise (ou dados agregados)?				
Os estudos excluídos são listados?				
As características relevantes dos estudos incluídos são fornecidas?				
A qualidade científica dos estudos incluídos foi avaliada e relatada?				
A qualidade científica dos estudos incluídos foi usada adequadamente?				
Métodos apropriados são usados para combinar os achados individuais do estudo?				
A probabilidade de viés de publicação foi avaliada adequadamente?				
Os resultados válidos desta revisão sistemática são importantes?				
Você pode aplicar essa evidência importante e válida a partir de uma revisão sistemática sobre como cuidar de seu paciente?				

AVALIAÇÃO CRÍTICA DE REVISÕES SISTEMÁTICAS E METANÁLISES

Tabela 4-2. *(Cont.)* Questões para Avaliação Crítica[1-22]

Questões de avaliação	Sim	Não	Não se aplica	Observação
Seu paciente é tão diferente daqueles no estudo que seus resultados não podem ser aplicados?				
Se os resultados da revisão foram combinados, seria razoável fazê-lo? Considere se os resultados foram semelhantes de estudo para estudo				
Os resultados de todos os estudos incluídos são claramente exibidos?				
Os resultados dos diferentes estudos são semelhantes?				
As razões para quaisquer variações são discutidas?				
Qual é o resultado geral da revisão?				
Como foram expressos os resultados (NNT, *odds ratio*, etc.) Os resultados são apresentados com intervalos de confiança?				
Os resultados foram consistentes de um estudo para outro?				
Quais foram os resultados gerais da revisão?				
Quão precisos foram os resultados?				
Quais são os possíveis benefícios e danos do seu paciente com a terapia?				
Método I: Na tabela aonde se localiza o OR, encontre a interseção da razão de chances mais próxima da revisão sistemática e a taxa de eventos esperados do seu paciente (TEEP)				
Método II: É possível calcular o NNT de qualquer OR e TEEP				
Os valores e preferências do seu paciente são satisfeitos pelo regime e suas consequências?				
Você e seu paciente têm uma avaliação clara de seus valores e preferências?				
Eles são atendidos por este regime e suas consequências?				

Tabela 4-2. *(Cont.)* Questões para Avaliação Crítica[1-22]

Questões de avaliação	Sim	Não	Não se aplica	Observação
Você deve acreditar em diferenças qualitativas aparentes na eficácia da terapia em alguns subgrupos de pacientes?				
Eles realmente fazem sentido biológico e clínico?				
A diferença qualitativa é clinicamente (benéfica para alguns, mas inútil ou prejudicial para os outros) e estatisticamente significativa?				
Essa diferença foi hipotetizada antes do início do estudo (e não o produto da dragagem dos dados) e foi confirmada em outros estudos independentes?				
Os resultados podem ser aplicados à população local?				
Os pacientes cobertos pela revisão podem ser suficientemente diferentes da sua população para causar preocupação?				
Sua configuração local provavelmente difere muito da definição da revisão?				
Meus pacientes são semelhantes aos pacientes incluídos nos estudos originais?				
A intervenção é viável no meu ambiente?				
Todos os resultados clinicamente relevantes foram levados em consideração?				
Os benefícios superam o dano potencial?				
Todos os resultados importantes foram considerados?				
Os benefícios valem os danos e custos?				
Mesmo que isso não seja tratado pela revisão, o que você acha?				
Qual é a sua avaliação geral da qualidade metodológica desta revisão?				
Os resultados deste estudo são diretamente aplicáveis ao grupo de pacientes alvos desta diretriz?				
Conflitos de interesse são declarados?				

Para avaliar a qualidade metodológica geral do estudo, utilize o cálculo:

Total de perguntas ——————— 100%
Total de respostas positivas ———— X
X =

Observação: Quando a resposta for **não se aplica**, a mesma deve ser desconsiderada na soma do total de perguntas respondidas.

Sendo os resultados:

- **Alta qualidade (≥ 80%):** a maioria dos critérios foi atendida. Pouco ou nenhum risco de viés.
- **Aceitável (≥ 50 e < 80%):** a maioria dos critérios foi atendida. Algumas falhas no estudo com um risco associado de viés.
- **Baixa qualidade (< 50%):** a maioria dos critérios não foi atendida, ou falhas significativas relacionadas com aspectos-chave do desenho do estudo.

O conhecimento desta metodologia, assim como sua aplicação, pode beneficiar seu paciente.

REFERÊNCIAS BIBLIOGRÁFICAS

1. Murad MH, Montori VM. Synthesizing evidence: shifting the focus from individual studies to the body of evidence. JAMA. 2013;309(21):2217-8.
2. Liu Z, Yao Z, Li C, Liu X, Chen H, Gao C. A step-by-step guide to the systematic review and meta-analysis of diagnostic and prognostic test accuracy evaluations. Br J Cancer. 2013;108(11):2299-303.
3. Critical Appraisal Skills Programme (CASP), Public Health Resource Unit, Institute of Health Science, Oxford.
4. Hewitson P, Milne R, Clegg A. Explicit and reproducible: how to assess the quality of the evidence in a systematic review. BMJ 2000;320:000224.
5. Heneghan C, Badenoch D. Evidence-based Medicine Toolkit. 2nd ed. Oxford: Blackwell Publishing; 2006.
6. Systematic Review Appraisal Sheet. Centre for Evidence Based Medicine. University of Oxford.
7. Guyatt G. Rennie D. Meade MO, Cook DJ. Users' Guide to Medical Literature: A Manual for Evidence-Based Clinical Practice. 2nd ed. New York: McGraw Hill; 2008.
8. Greenalgh T. Papers That Summarise Other Papers (Systematic Reviews and Meta-Analyses. BMJ. 1997;315(7109):672-5.
9. Jadad AR, Moher D, Klassen TP. Guides for reading and interpreting systematic reviews: II. How did the authors find the studies and assess their quality? Arch Pediatr Adolesc Med. 1998;152(8):812-7.
10. Higgins JPT, Green S. (Eds). Cochrane Handbook for Systematic Reviews of Interventions Version 5.1.0 (updated March 2011). The Cochrane Collaboration. Disponível em: http://www.cochrane-handbook.org.

11. Moher D, Liberati A, Tetzlaff J, Altman DG, for the PRISMA Group. Preferred reporting items for systematic reviews and meta-analyses: the PRISMA statement. BMJ. 2009;339:b2535.
12. Shea BJ, Grimshaw JM, Wells GA, Boers M, Andersson N, Hamel C et al. Development of AMSTAR: a measurement tool to assess the methodological quality of systematic reviews. BMC Med Res Methodol. 2010;7:10.
13. Shea BJ, Reeves BC, Wells G, Thuku M, Hamel C, Moran J et al. AMSTAR 2: a critical appraisal tool for systematic reviews that include randomised or non-randomised studies of healthcare interventions, or both. BMJ. 2017;21;358:j4008. Disponível em: http://amstar.ca/Amstar_Checklist.php
14. Oxman AD, Guyatt GH. Validation of an index of the quality of review articles. J Clin Epidemiol. 1991;44:1271-1278.
15. Mulrow CD. The medical review article: state of the science. Ann Intern Med. 1987;106:485-488.
16. Light RJ, Pillemer DB. Summing Up: He Science of Reviewing Research. Cambridge: Harvard University Press; 1984.
17. Linde K, Willich SN. How objective are systematic reviews? Differences between reviews on complementary medicine. J R Soc Med. 2003;96:17-22.
18. Akobeng AK. Understanding systematic reviews and meta-analysis. Arch Dis Child. 2005;90:845-848.
19. Sacks HS, Reitman D, Pagano D, Kupelnick B. Meta-analysis: an update. Mt Sinai J Med. 1996;63:216-224.
20. Zhou A, Obuchowski N, McClish D. Issues in meta-analysis for diagnostic tests. In: Statistical methods in diagnostic medicine. New York: John Wiley & Sons; 2002. p. 222-42.
21. Moher DCD, Eastwood S, Olkin I, Rennie D, Stroup DF. Improving the quality of reports of meta-analyses of randomised controlled trials: the QUOROM statement. Lancet. 1999;354:1896-1900.
22. Roever L, Zoccai GB. Critical Appraisal of Systematic Reviews and Meta-analyses. Evidence Based Medicine and Practice 2015;1:1000e106.

AVALIAÇÃO CRÍTICA DE UMA METANÁLISE DE REDE

CAPÍTULO 5

Leonardo Roever ▪ Michel Pompeu Barros de Oliveira Sá
Mansueto Gomes Neto

INTRODUÇÃO

Na prática clínica são utilizados diferentes tratamentos para os pacientes. Novos tratamentos são testados e alguns incorporados na prática. Porém, existem poucos estudos que comparem os diferentes tratamentos disponíveis. Os resultados das metanálises publicadas podem ser utilizados para orientar a tomada de decisões e aplicá-los na prática clínica.[1-2] É importante escolher adequadamente a melhor intervenção disponível a implementar a intervenção de acordo com uma análise de risco-benefício mais favorável. As metanálises tradicionais (em pares) avaliam a eficácia de intervenções isoladas e não permitem uma comparação mais abrangente de diferentes intervenções.[1-2] Assim, a metanálise em par é utilizada para avaliar a eficácia e segurança de uma determinada intervenção pela comparação direta com um único comparador. Como na prática clínica o profissional tem à disposição diferentes intervenções e é razoável que ele utilize a intervenção que tenha a maior eficácia comprovada. Desta forma, as metanálises tradicionais (em par) são pouco informativas quando se trata da comparação das diferentes intervenções disponíveis. Uma alternativa neste cenário de diferentes intervenções disponíveis é a incorporação dos resultados das metanálises de rede.[1,2]

Recentemente, novos métodos analíticos, que fornecem estimativas do efeito relativo (eficácia ou segurança comparativa) de vários tratamentos por comparações indiretas, foram desenvolvidos. A metanálise de rede (MAR) envolve comparações indiretas de diferentes tratamentos ou comparações de tratamento misto, que incluem evidências diretas e indiretas. Uma metanálise de rede permite a comparação de múltiplos tratamentos e fornece informações quantitativas para a tomada de decisões com base em evidências, envolvendo comparações diretas e indiretas de todos os tratamentos de interesse nos estudos.[3-8] Assim, a metanálise de rede refere-se a uma metanálise em que três ou mais intervenções são comparados, usando quer as comparações diretas das intervenções de um estudo controlado e randomizado, quer as comparações indiretas entre os estudos que usem um comparador comum.[9]

As comparações mistas de diferentes intervenções podem combinar as estimativas de comparações diretas e indiretas. Esta combinação pode aumentar o poder estatístico com a redução do intervalo de confiança. Desta forma, a combinação das comparações direta e indireta pode aumentar a precisão das estimativas. Assim, as metanálises de rede sintetizam a rede de comparações diretas e indiretas das intervenções, permitindo que os pesquisadores avaliem simultaneamente a eficácia de mais de duas intervenções para a mesma condição de saúde.[4,9-13]

Apesar de ser uma alternativa importante na análise de diferentes intervenções, a análise cautelosa dos artigos de metanálise de rede também é necessária. Para minimizar erros e garantir a validade dos resultados das metanálises da rede, a revisão sistemática, seja em pares ou uma metanálise de rede, deve ser projetada rigorosamente e conduzida com cuidado. Alguns itens são importantes na análise crítica da metanálise de rede, itens similares da análise de uma revisão sistemática. Dentre os itens importantes temos a elaboração do projeto e condução da revisão sistemática. Na condução da revisão devem-se analisar a definição da pergunta da revisão de forma explícita, a especificação de critérios de elegibilidade, a qualidade da pesquisa e a seleção de estudos, uma adequada avaliação do risco de viés e a qualidade da evidência, além da realização de uma metanálise de forma adequada e o relato transparente dos resultados.[14]

A Tabela 5-1 mostra as questões para se fazer a avaliação crítica deste tipo de estudo.[1-14]

Tabela 5-1. Questões para Avaliação Crítica[1-14]

Questões de Avaliação	Sim	Não	Não se aplica	Observação
A população é relevante?				
Há alguma intervenção relevante em falta?				
Existem resultados relevantes em falta?				
O contexto (configurações e circunstâncias) é aplicável?				
Os pesquisadores tentaram identificar e incluir todos os Ensaios Controlados Randomizados (ECR) relevantes?				
A estratégia de busca teve como alvo ECR entre todas as intervenções de interesse?				

Tabela 5-1. *(Cont.)* Questões para Avaliação Crítica[1-14]

Questões de Avaliação	Sim	Não	Não se aplica	Observação
Vários bancos de dados foram pesquisados (por exemplo, Medline, Europubmed, Scielo, Lilacs, Embase e Cochrane Central Registry of Trials)?				
Revisar critérios de seleção e admitir todos os ECRs de interesse (se identificados pela pesquisa bibliográfica).				
Os ensaios das intervenções de interesse formam uma rede conectada de ECR?				
É aparente que estudos de baixa qualidade foram incluídos, levando ao viés?				
É provável que o viés tenha sido induzido pela notificação seletiva de resultados nos estudos?				
Existem diferenças sistemáticas nos modificadores do efeito do tratamento (ou seja, características iniciais do paciente ou do estudo que tenham impacto sobre os efeitos do tratamento) nas diferentes comparações de tratamento na rede?				
Se sim (ou seja, existem diferenças sistemáticas nos modificadores do efeito do tratamento), foram esses desequilíbrios nos modificadores de efeito nas diferentes comparações de tratamento identificadas antes da comparação dos resultados individuais do estudo?				
Foram utilizados métodos estatísticos que preservam a randomização dentro do estudo?				
Se as comparações diretas e indiretas estiverem disponíveis para contrastes pareados (ou seja, alças fechadas), a concordância nos efeitos do tratamento (ou seja, consistência) foi avaliada ou discutida?				
Na presença de consistência entre as comparações direta e indireta, as evidências diretas e indiretas foram incluídas na metanálise da rede?				

(Continua.)

Tabela 5-1. *(Cont.)* Questões para Avaliação Crítica[1-14]

Questões de Avaliação	Sim	Não	Não se aplica	Observação
Com a inconsistência ou um desequilíbrio na distribuição dos modificadores do efeito do tratamento entre os diferentes tipos de comparações na rede de ensaios, os pesquisadores tentaram minimizar esse viés com a análise?				
Um raciocínio válido foi fornecido para o uso de efeitos aleatórios ou modelos de efeitos fixos?				
Se um modelo de efeitos aleatórios foi utilizado, as hipóteses sobre heterogeneidade foram exploradas ou discutidas?				
Se houver indícios de heterogeneidade, foram realizadas análises de subgrupos ou análises de metarregressão com covariáveis pré-especificadas?				
Existe uma representação gráfica ou tabular da rede de evidências fornecida com informações sobre o número de RCT por comparação direta?				
Os resultados do estudo individual são relatados?				
Os resultados de comparações diretas são relatados separadamente dos resultados das comparações indiretas ou da metanálise de rede?				
Todos os contrastes de paridade entre as intervenções são obtidos com a metanálise da rede relatada juntamente com as medidas de incerteza?				
A classificação das intervenções é fornecida devido aos efeitos do tratamento relatados e sua incerteza por resultado?				
O efeito de características importantes do paciente nos efeitos do tratamento é relatado?				
As conclusões são justas e equilibradas?				
Houve algum potencial conflito de interesses?				
Se sim, foram tomadas medidas para lidar com isso?				

Para avaliar a qualidade metodológica geral do estudo, utilize o cálculo:

Total de perguntas ——————— 100%
Total de respostas positivas ———— X
X =

Observação: Quando a resposta for **não se aplica**, a mesma deve ser desconsiderada na soma do total de perguntas respondidas.

Sendo os resultados:

- **Alta qualidade (≥ 80%):** a maioria dos critérios foi atendida. Pouco ou nenhum risco de viés.
- **Aceitável (≥ 50 e < 80%):** a maioria dos critérios foi atendida. Algumas falhas no estudo com um risco associado de viés.
- **Baixa qualidade (< 50%):** a maioria dos critérios foi atendida, ou falhas significativas relacionadas com aspectos-chave do desenho do estudo.

O conhecimento desta metodologia, assim como sua aplicação, pode beneficiar seu paciente.

REFERÊNCIAS BIBLIOGRÁFICAS

1. Biondi-Zoccai G. Umbrella Reviews: Evidence Synthesis with Overviews of Reviews and Meta-Epidemiologic Studies. Springer International Publishing; 2016.
2. Salanti G, Del Giovane C, Chaimani A, Caldwell DM, Higgins JP. Evaluating the quality of evidence from a network meta-analysis. PLoS One. 2014;9(7):e99682.
3. Jansen JP, Trikalinos T, Cappelleri JC, Daw J, Andres S, Eldessouki R et al. Indirect treatment comparison/network meta-analysis study questionnaire to assess study relevance and credibility to inform healthcare decision-making: an ISPOR-AMCP-MPC good practice task force report. Value Health. 2014;17(2):157-73.
4. Jansen JP, Fleurence R, Devine B, Itzler R, Barrett A, Hawkins N et al. Interpreting indirect treatment comparisons and network meta-analysis for health-care decision making: report of the ISPOR Task Force on Indirect Treatment Comparisons Good Research Practices: part 1. Value Health. 2011;14(4):417-28.
5. Biondi-Zoccai G. Network meta-analysis: evidence synthesis with mixed treatment comparison. New York: Nova Science Publishers; 2014. p. 21-41.
6. Guyatt GH, Oxman AD, Kunz R, Vist GE, Brozek J, Norris S et al. GRADE guidelines: 1. Introduction – GRADE evidence profiles and summary of findings tables. J Clin Epidemiol. 2011;64:383-94.
7. Jansen JP, Trikalinos T, Cappelleri JC, Daw J, Andes S, Eldessouk R et al. Indirect Treatment Comparison/Network Meta-Analysis Study Questionnaire to Assess Relevance and Credibility to Inform Health Care Decision Making: An ISPOR-AMCP-NPC Good Practice Task Force Report. Value Health. 2014;17:157-173.
8. Dias S, Sutton AJ, Ades AE, Welton NJ. Evidence synthesis for decision making, 2: a generalized linear modeling framework for pairwise and network meta-analysis of randomized controlled trials. Med Decis Making. 2013;33:607-17.

9. Santos EJF, Ferreira RJO, Marques AA. Como Realizar e Interpretar uma Metanálise em Rede para Comparações Indiretas e Mistas: Estratégias Metodológicas Fundamentais. Rev Enf Ref. 2016;8:133-140.
10. Hoaglin DC, Hawkins N, Jansen JP, Scott DA, Itzler R, Cappelleri JC et al. Conducting indirect-treatment-comparison and network-meta-analysis studies: report of the ISPOR Task Force on Indirect Treatment Comparisons Good Research Practices: part 2. Value Health. 2011;14(4):429-37.
11. Jansen JP. Network meta-analysis of individual and aggregate level data. Res Synth Methods. 2012;3:177-90.
12. Donegan S, Williamson P, D'Alessandro U, Tudur Smith C. Assessing the consistency assumption by exploring treatment by covariate interactions in mixed treatment comparison meta-analysis: individual patient-level covariates versus aggregate trial-level covariates. Stat Med 2012;31:3840-57.
13. Dias S, Welton NJ, Caldwell DM, Ades AE. Checking consistency in mixed treatment comparison meta-analysis. Stat Med. 2010;29:932-44.
14. Li T, Puhan MA, Vedula SS, Singh S, Dickersin K, Ad Hoc Network Meta-analysis Methods Meeting Working Group. Network meta-analysis-highly attractive but more methodological research is needed. BMC Med. 2011;9:79.

AVALIAÇÃO CRÍTICA DE REVISÃO SISTEMÁTICA E METANÁLISE INDIVIDUAL DE DADOS DE PARTICIPANTES

CAPÍTULO 6

Leonardo Roever ▪ André Rodrigues Durães
Mansueto Gomes Neto

INTRODUÇÃO

A metanálise é o método estatístico utilizado na revisão sistemática para integrar os resultados dos estudos incluídos e aumentar o poder estatístico da pesquisa primária. Estudos de metanálises, decorrentes de uma revisão sistemática, envolvem a combinação e a análise de evidências, que são utilizadas para produzir resultados com base em conjunto de pesquisas prévias. Diferentes métodos estão disponíveis para realização de uma metanálise. Na metanálise tradicional a análise das intervenções concentra-se na combinação de estatísticas resumidas previamente publicadas nos estudos primários, geralmente utilizando alguma forma da média ponderada. Esses métodos tradicionais de metanálise sintetizam os dados agregados obtidos de publicações de estudo, como estimativa de efeito de tratamento (risco relativo, diferença de média) e sua incerteza associada (erro padrão ou intervalo de confiança). Uma abordagem alternativa é a metanálise individual de dados de participantes ou de pacientes, em que os dados de nível individual bruto para cada estudo são obtidos e utilizados para síntese.[1,2]

A metanálise com dados individuais dos participantes (DPI) tem algumas vantagens quando comparada ao uso das informações publicadas nos estudos primários. Pode-se destacar a capacidade de examinar os dados em detalhes, uso de informações e dados atualizados, possibilidade de investigar hipóteses adicionais, a capacidade de evitar vieses associados ao uso de dados agregados em metarregressão. Apesar das vantagens, os dados individuais dos participantes somente são necessários se todos os dados agregados necessários não puderem ser obtidos na íntegra nos artigos publicados ou diretamente com os autores. A metanálise com dados individuais dos participantes consome muito tempo e custos substanciais, por causa da necessidade de entrar em contato com os autores do estudo, obter todos os dados individuais dos participantes, inserir e "limpar" os dados, necessidade de resolução de qualquer problema com os dados com os autores e de gerar um formato de dados consistentes entre os estudos.[2-7]

Uma boa metanálise com dados individuais dos participantes depende da qualidade desses dados e dos estudos originais. Se os estudos originais forem de baixa qualidade muitas fontes potenciais de viés estarão presentes, sendo assim, tão deficiente quanto uma metanálise de dados agregados dos estudos primários. Desta forma, na análise da qualidade da metanálise com dados individuais dos participantes, é necessário verificar se foi realizada a avaliação da qualidade metodológica dos estudos originais e, se apropriado, esclarecer como a inclusão de estudos de menor qualidade afeta as conclusões.[5-13]

Assim como nos outros métodos de revisão sistemática e metanálise é importante analisar a descrição explícita da pergunta de investigação, a descrição dos critérios de elegibilidade de forma transparente, bases de dados pesquisadas e a estratégia de busca utilizada, como os estudos foram selecionados e as informações extraídas, se foi realizada a avaliação do risco de viés e a qualidade da evidência, como os dados individuais foram obtidos, além da realização de uma metanálise de forma adequada e o relato transparente dos resultados.[14-25]

A Tabela 6-1 mostra as questões para se fazer a avaliação crítica deste tipo de estudo.[1-25]

Tabela 6-1. Questões para Avaliação Crítica[1-25]

Questões de avaliação	Sim	Não	Não se aplica	Observação
1. A metanálise DPI faz parte de uma revisão sistemática? a) Tem uma pergunta clara de pesquisa qualificada por critérios explícitos de elegibilidade? b) Possui estratégia de busca sistemática e abrangente para identificar ensaios? c) Tem abordagem consistente para a coleta de dados? d) Avalia a qualidade ou o risco de viés dos estudos incluídos? e) Todos os métodos são pré-especificados em um protocolo? f) O protocolo foi registrado ou de outra forma disponibilizado?				

Tabela 6-1. *(Cont.)* Questões para Avaliação Crítica[1-25]

Questões de avaliação	Sim	Não	Não se aplica	Observação
2. Todos os estudos elegíveis foram identificados? a) Foram totalmente identificados os ensaios publicados? b) Os ensaios publicados na literatura cinzenta foram identificados? c) Os ensaios não publicados foram identificados?				
3. Os DPI foram obtidos para a maioria dos ensaios? a) DPI foi obtido para uma grande proporção dos ensaios elegíveis? b) Foi feita avaliação do impacto potencial dos ensaios em falta? c) As razões para não obter DPI foram fornecidas?				
4. A integridade dos DPI foi verificada? a) Os dados foram verificados em busca de itens ausentes, inválidos, fora de alcance ou inconsistentes? b) Houve alguma discrepância com o relatório do teste (se disponível)? c) Algum problema foi questionado e, se possível, resolvido?				
5. As análises foram pré-especificadas em detalhe? a) Os métodos de análise detalhados foram incluídos em um protocolo ou plano de análise? b) Foram incluídos os resultados e os métodos para analisar os efeitos das intervenções, quantificando e explicando a hetero-geneidade, e avaliando o risco de viés incluído?				
6. O risco de viés dos estudos incluídos foi avaliado? a) A randomização, a ocultação da alocação e o cegamento foram avaliados? b) Os DPI foram verificados para garantir que todos (ou a maioria) os participantes randomizados foram incluídos? c) Todos os resultados relevantes foram incluídos? d) A qualidade dos dados do tempo até o evento foi verificada?				

(Continua.)

Tabela 6-1. *(Cont.)* Questões para Avaliação Crítica[1-25]

Questões de avaliação	Sim	Não	Não se aplica	Observação
7. Os métodos de análise eram apropriados? a) Os métodos de avaliação dos efeitos globais das intervenções foram apropriados? a1) Os pesquisadores estratificaram ou explicaram o agrupamento de participantes nos ensaios usando abordagem de uma ou duas etapas para metanálise? a2) A escolha da análise de uma ou duas etapas foi especificada com antecedência e/ou os resultados para ambas as abordagens fornecidas? b) Os métodos para avaliar os efeitos das intervenções variaram de acordo com as características do ensaio apropriado? b1) Os pesquisadores compararam os efeitos do tratamento entre subgrupos de ensaios ou fizeram a metarregressão para avaliar se o efeito global do tratamento varia para testar características? c) Os métodos de avaliar se os efeitos das intervenções variam de acordo com o participante apresentam características apropriadas? c1) Os pesquisadores estimaram uma interação separadamente para cada tentativa e combinaram por meio de ensaios em um efeito fixo de dois estágios ou metanálise de efeitos aleatórios? c2) Os pesquisadores incorporaram uma ou mais covariáveis de um tratamento por participante em termos de interação em um modelo de regressão, separando essa interação individual no nível do participante de qualquer interação em nível de teste? d) Se não houver evidência de um efeito diferencial por prova ou característica do participante, foi colocada ênfase no resultado global? e) As análises exploratórias foram destacadas como tal?				

Tabela 6-1. *(Cont.)* Questões para Avaliação Crítica[1-25]

Questões de avaliação	Sim	Não	Não se aplica	Observação
8. Algum relatório dos resultados adere aos itens de relatório preferidos para uma revisão sistemática e metanálise DPI (declaração PRISMA-DPI)?				
Conflitos de interesse são declarados?				

Para avaliar a qualidade metodológica geral do estudo, utilize o cálculo:

$$\text{Total de perguntas} \longrightarrow 100\%$$
$$\text{Total de respostas positivas} \longrightarrow X$$
$$X =$$

Observação: Quando a resposta for **não se aplica**, a mesma deve ser desconsiderada na soma do total de perguntas respondidas.

Sendo os resultados:

- **Alta qualidade** (≥ 80%): a maioria dos critérios foi atendida. Pouco ou nenhum risco de viés.
- **Aceitável** (≥ 50 e < 80%): a maioria dos critérios foi atendida. Algumas falhas no estudo com um risco associado de viés.
- **Baixa qualidade** (< 50%): a maioria dos critérios não foi atendida, ou falhas significativas relacionadas com aspectos-chave do desenho do estudo.

O conhecimento desta metodologia, assim como sua aplicação, pode beneficiar seu paciente.

REFERÊNCIAS BIBLIOGRÁFICAS

1. Simmonds MC, Higgins JP, Stewart LA, Tierney JF, Clarke MJ, Thompson SG, et al. Meta-analysis of individual patient data from randomized trials: a review of methods used in practice. Clin Trials. 2005;2(3):209-17.
2. Burgess S, White IR, Resche-Rigon M, Wood AM. Combining multiple imputation and meta-analysis with individual participant data. Stat Med. 2013;32(26):4499-4514.
3. Debray TP, Moons KG, Ahmed I, Koffijberg H, Riley RD. A framework for developing, implementing, and evaluating clinical prediction models in an individual patient data meta-analysis. Stat Med. 2013;32(18):3158-80.
4. Turner RM, Omar RZ, Yang M, Goldstein H, Thompson SG. A multilevel model framework for meta-analysis of clinical trials with binary outcomes. Stat Med. 2000;19(24):3417-32.
5. Riley RD, Lambert PC, Abo-Zaid G. Meta-analysis of individual participant data: rationale, conduct, and reporting. BMJ. 2010;340:c221.

6. Riley RD, Dodd SR, Craig JV, Thompson JR, Williamson PR. Meta-analysis of diagnostic test studies using individual patient data and aggregate data. Stat Med. 2008;27(29):6111-36.
7. Riley RD, Lambert PC, Staessen JA, Wang J, Gueyffier F, Thijs L, et al. Meta-analysis of continuous outcomes combining individual patient data and aggregate data. Stat Med. 2008;27(11):1870-93.
8. Jones AP, Riley RD, Williamson PR, Whitehead A. Meta-analysis of individual patient data versus aggregate data from longitudinal clinical trials. Clin Trials.2009;6(1):16-27.
9. Tudur-Smith C, Williamson PR, Marson AG. Investigating heterogeneity in an individual patient data meta-analysis of time to event outcomes. Stat Med. 2005;24(9):1307.
10. Whitehead A, Omar RZ, Higgins JP, Savaluny E, Turner RM, Thompson SG. Meta-analysis of ordinal outcomes using individual patient data. Stat Med. 2001;20(15):2243-60.
11. Higgins JP, Whitehead A, Turner RM, Omar RZ, Thompson SG. Meta-analysis of continuous outcome data from individual patients. Stat Med. 2001;20(15):2219-41.
12. Olkin I, Sampson A. Comparison of meta-analysis versus analysis of variance of individual patient data. Biometrics. 1998;54(1):317-22.
13. Mathew T, Nordstrom K. On the equivalence of meta-analysis using literature and using individual patient data. Biometrics. 1999;55(4):1221-3.
14. Higgins JP, Green S, editors. Cochrane handbook for systematic reviews ofinterventions. [Online] version 5.0.1 [Updated sept 2008]. The Cochrane Collaboration, 2008. [acesso em 21 jan 2017]. Disponível em: www.cochrane-handbook.org
15. Mantel N, Haenszel W. Statistical aspects of the analysis of data from retrospective studies of disease. J Natl Cancer Inst. 1959;22(4):719-48.
16. Ahmed I, Sutton AJ, Riley RD. Assessment of publication bias, selection bias, and unavailable data in meta-analyses using individual participant data: a database survey. BMJ. 2012;344:d7762.
17. Vale CL, Rydzewska LH, Rovers MM, Emberson JR, Gueyffier F, Stewart LA; Cochrane IPD Meta-analysis Methods Group. Uptake of systematic reviews and meta-analyses based on individual participant data in clinical practice guidelines: descriptive study. BMJ. 2015;350:h1088.
18. Tierney JF, Vale C, Riley R, Smith CT, Stewart L, Clarke M, et al. Individual Participant Data (IPD) Meta-analyses of Randomized Controlled Trials: guidance on their use. PLoS Med. 2015;12(7):e1001855.
19. Cooper YA, Pianka ST, Alotaibi NM, Babayan D, Salavati B, Weil G, et al. Repetitive transcranial magnetic stimulation for the treatment of drug-resistant epilepsy: A systematic review and individual participant data meta-analysis of real-world evidence. Epilepsia Open. 2017;3(1):55-65.
20. Maxwell L, Nandi A, Benedetti A, Devries K, Wagman J, García-Moreno C. Intimate partner violence and pregnancy spacing: results from a meta-analysis of individual participant time-to-event data from 29 low-and-middle income countries. BMJ Glob Health. 2018;3(1):e000304.
21. Purgato M, Gross AL, Betancourt T, Bolton P, Bonetto C, Gastaldon C, et al. Focused psychosocial interventions for children in low-resource humanitarian

settings: a systematic review and individual participant data meta-analysis. Lancet Glob Health. 2018;6(4):e390-e400. Comment in: Lancet Glob Health. 2018;6(4):e354-6.
22. Chen B, Benedetti A. Quantifying heterogeneity in individual participant data meta-analysis with binary outcomes. Syst Rev. 2017;6(1):243.
23. Stewart LA, Clarke M, Rovers M, Riley RD, Simmonds M, Stewart G, et al. Preferred reporting items for a systematic review and meta-analysis of individual participant data: The PRISMA-IPD Statement. JAMA. 2015;313(16):1657-65.
24. Stewart LA, Tierney JF. To IPD or not to IPD? Advantages and disadvantages of systematic reviews using individual patient data. Eval Health Prof. 2002;25(1):76-97.
25. Karmali KN, Lloyd-Jones DM, van der Leeuw J, Goff DC Jr, Yusuf S, Zanchetti A, et al. Blood pressure-lowering treatment strategies based on cardiovascular risk versus blood pressure: A meta-analysisof individual participant data. PLoS Med. 2018;15(3):e1002538.

AVALIAÇÃO CRÍTICA DE ENSAIOS CLÍNICOS RANDOMIZADOS

CAPÍTULO 7

Leonardo Roever ▪ Hugo Ribeiro Zanetti
Mansueto Gomes Neto

INTRODUÇÃO

Para praticar com o conhecimento mais atualizado de medicina com base em evidências, devemos levar em conta, a implementação dos resultados da pesquisa clínica bem planejada e adequadamente conduzida em ambientes especiais e indivíduos, que representam parte do processo decisório. Um ensaio clínico randomizado (ECR) é um tipo de estudo destinado a avaliar intervenções terapêuticas e é usado para testar uma abordagem terapêutica em uma população de pacientes ou para informações sobre possíveis eventos adversos de um determinado procedimento.[1,2]

Além disso, os pacientes são alocados aleatoriamente para receber uma das várias intervenções clínicas (Fig. 7-1).

Os ensaios controlados randomizados são considerados estudos experimentais, porque os pesquisadores podem influenciar no número e no tipo das intervenções, bem como no regime (quantidade, intensidade e frequência) com as quais as intervenções serão aplicadas aos participantes.[1-5]

Para aumentar a qualidade metodológica e minimizar possíveis erros num ensaio clínico randomizado, os pesquisadores devem planejar adequadamente o estudo. Algumas características devem ser consideradas no planejamento.[3-6]

1. A amostra deve ser representativa da população de interesse, e apropriada à hipótese testada.
2. Os pesquisadores devem recrutar indivíduos em quantidade suficiente para permitir que tenha uma alta probabilidade de detectar uma diferença clinicamente importante entre os tratamentos, se realmente existir uma diferença. Assim, deve ser realizado o cálculo do tamanho da amostra para identificar a quantidade de indivíduos a serem alocados nos grupos.
3. Os indivíduos deverão ser distribuídos de forma aleatória e sigilosa entre os grupos (randomização e sigilo de alocação) para eliminar o viés de

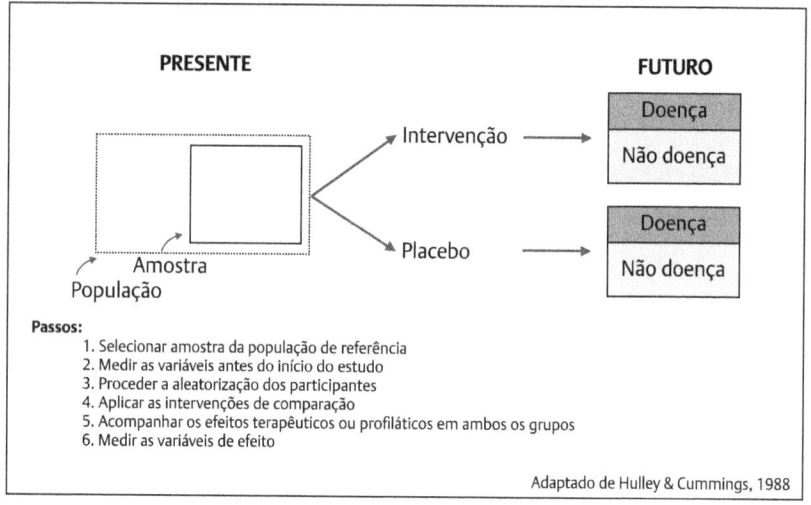

Fig. 7-1. Fluxograma do ECR.

Passos:
1. Selecionar amostra da população de referência
2. Medir as variáveis antes do início do estudo
3. Proceder a aleatorização dos participantes
4. Aplicar as intervenções de comparação
5. Acompanhar os efeitos terapêuticos ou profiláticos em ambos os grupos
6. Medir as variáveis de efeito

Adaptado de Hulley & Cummings, 1988

seleção e minimizar variáveis de confusão. O método de randomização e o sigilo de alocação devem ser planejados e explícitos.

4. Ambos os grupos deverão ser tratados de forma idêntica em todos os aspectos, exceto para a intervenção testada e, para esse fim, os pacientes e os pesquisadores serão idealmente cegos para qual grupo um indivíduo é designado.
5. Preferencialmente, os indivíduos alocados nos grupos e os pesquisadores que irão avaliar os desfechos estudos, bem como administrar ou aplicar as intervenções, não devem conhecer a qual grupo cada indivíduo pertence. Não deve haver troca de grupo durante ou ao término do estudo, assim os indivíduos devem ser avaliados e analisados no mesmo grupo a que foi alocado no início do estudo. Em adição, idealmente, mesmo os indivíduos que saíram antes do término do estudo devem ser avaliados ao final do estudo e incluídos na análise no seu grupo de origem, este procedimento é denominado de análise por intenção de tratar.
6. A análise deve ser direcionada para testar a questão de pesquisa formulada no planejamento do estudo (isto é, de acordo com a hipótese *a priori* que está sendo testada).

Essas características devem ser analisadas na avaliação crítica dos ensaios clínicos randomizados. Assim itens, como a forma de randomização e alocação dos participantes, mascaramento dos participantes, avaliadores e terapeutas, apresentação das estimativas pontuais, variabilidade de precisão da estimativa, tamanho do efeito, poder do estudo e análise por intenção de tratar, são essenciais na análise crítica dos ensaios clínicos randomizados.[3-6]

A Tabela 7-1 mostra as questões para se fazer a avaliação crítica deste tipo de estudo.[7-15]

Tabela 7-1. Questões para Avaliação Crítica[7-15]

Questões de avaliação	Sim	Não	Não se aplica	Observação
O ensaio abordou uma questão claramente focada? (A população estudada, a intervenção dada, o comparador dado, os resultados considerados)				
O estudo aborda uma questão apropriada e claramente focada? A atribuição de indivíduos aos grupos de tratamento é aleatória? Um método de ocultação adequado é usado?				
Os grupos de tratamento e controle são semelhantes no início do estudo? A única diferença entre grupos é o tratamento sob investigação?				
Foi a alocação adequadamente escondida por um método rigoroso (por exemplo, números aleatórios)?				
Todos os indivíduos que participaram do estudo contabilizaram sua conclusão?				
Eles foram analisados nos grupos para os quais foram randomizados, ou seja, análise de intenção de fazer um grande sucesso?				
As medidas apropriadas de características iniciais foram tomadas em todos os grupos antes da intervenção, e os grupos de estudo mostraram-se comparáveis em todas as características que pudessem influenciar o resultado?				
Houve uma medida básica do desempenho e dos resultados dos pacientes e os grupos de estudo foram comparáveis no início do estudo?				

(Continua.)

Tabela 7-1. *(Cont.)* Questões para Avaliação Crítica[7-15]

Questões de avaliação	Sim	Não	Não se aplica	Observação
A designação de pacientes para tratamentos foi randomizada? Como isso foi feito? Alguns métodos podem produzir ocultação de alocação interrompida? A alocação foi ocultada dos pesquisadores?				
Os pacientes, profissionais de saúde e pessoal do estudo estavam cegos? (Os profissionais de saúde podem ser: clínicos, pesquisadores, pessoal de estudo – especialmente avaliadores de resultados)				
Os grupos foram semelhantes no início do julgamento? (Outros fatores que podem afetar o resultado, como idade, sexo, classe social, podem ser chamados de características basais ou perfil clínico)				
A única diferença entre grupos é o tratamento sob investigação? Qual porcentagem dos indivíduos recrutados em cada grupo de tratamento do estudo abandonou antes do estudo ser concluído?				
Além do tratamento alocado, os grupos foram tratados igualmente? Todos os sujeitos são analisados nos grupos aos quais foram alocados aleatoriamente (muitas vezes referidos como análise de intenção de tratar)				
Todos os pacientes que entraram no estudo foram contabilizados e foram analisados nos grupos para os quais foram randomizados? Onde o estudo é realizado em mais de um *site*, os resultados são comparáveis para todos os *sites*				
Todos os pacientes que entraram no estudo foram devidamente considerados em sua conclusão? (O estudo foi interrompido precocemente? Os pacientes foram analisados nos grupos para os quais foram randomizados?)				

Tabela 7-1. *(Cont.)* Questões para Avaliação Crítica[7-15]

Questões de avaliação	Sim	Não	Não se aplica	Observação
Quão grande foi o efeito do tratamento? (Quais resultados foram medidos? O desfecho primário está claramente especificado? Que resultados foram encontrados para cada resultado? Existe evidência de relato seletivo dos resultados?)				
Quão precisa foi a estimativa do efeito do tratamento? (O que são os Limites de confiança? Eles eram estatisticamente significativos?)				
Meu paciente é tão diferente dos participantes do estudo que os resultados não podem ser aplicados?				
O tratamento é viável no meu ambiente? Quão bem foi o estudo feito para minimizar o viés?				
Tendo em conta as considerações clínicas, as suas avaliações da metodologia utilizada e o poder estatístico do estudo têm a certeza de que o efeito global é decorrente da intervenção do estudo?				
Os benefícios potenciais do tratamento superam os possíveis danos do tratamento para meu paciente?				
Quais foram os resultados?				
Quão grande foi o efeito do tratamento? Como os resultados foram expressos (RRR, NNT etc.)?				
Os resultados deste estudo são diretamente aplicáveis ao grupo de pacientes-alvo desta diretriz ou declaração clínica?				
Quão grande seria o benefício da terapia para meu paciente em particular? Os resultados podem ser aplicados à sua organização? (Você tem alguma razão para acreditar que sua população de interesse é diferente daquela no julgamento? Em caso afirmativo, de que maneira?)				

(Continua.)

Tabela 7-1. *(Cont.)* Questões para Avaliação Crítica[7-15]

Questões de avaliação	Sim	Não	Não se aplica	Observação
Todos os desfechos clinicamente importantes foram considerados? (Existe alguma informação adicional que você gostaria de ter observado? A necessidade deste estudo foi claramente descrita?				
O desfecho primário foi válido (ou seja, dois avaliadores independentes concordam que essa foi uma medida sensata e razoável de desempenho ou resultado)?				
O desfecho primário foi confiável (ou seja, dois avaliadores independentes concordam com a natureza e a extensão da mudança)				
É improvável que a unidade de controle de alocação (profissional, prática, instituição, comunidade) tenha recebido a intervenção por contaminação?				
Os resultados foram medidos por observadores "cegos" ou foram objetivamente verificados? (por exemplo, medidas quantitativas registradas prospectiva e independentemente)				
Houve acompanhamento completo dos grupos de pacientes (idealmente > 95%)? O acompanhamento continuou por tempo suficiente para que o desfecho primário mostrasse um impacto e para que a sustentabilidade fosse demonstrada?				
Os benefícios valem os danos e custos? (Mesmo que isso não seja tratado pelo julgamento, o que você acha?)				
A política ou prática deve mudar como resultado das evidências contidas neste teste?				
Conflitos de interesse são declarados?				

Para avaliar a qualidade metodológica geral do estudo, utilize o cálculo:

Total de perguntas ——————— 100%
Total de respostas positivas ———— X
X =

Observação: Quando a resposta for **não se aplica**, a mesma deve ser desconsiderada na soma do total de perguntas respondidas.
Sendo os resultados:

- **Alta qualidade** (≥ 80%): a maioria dos critérios foi atendida. Pouco ou nenhum risco de viés.
- **Aceitável** (≥ 50 e < 80%): a maioria dos critérios foi atendida. Algumas falhas no estudo com um risco associado de viés.
- **Baixa qualidade** (< 50%): a maioria dos critérios não foi atendida, ou falhas significativas relacionadas com aspectos-chave do desenho do estudo.

O conhecimento desta metodologia, assim como sua aplicação, pode beneficiar seu paciente.

REFERÊNCIAS BIBLIOGRÁFICAS

1. Guyatt G, Meade MO, Cook DJ, Rennie D (eds.) Users' Guides to the Medical Literature: A Manual for Evidence-based Clinical Practice. 3rd ed. New York: McGraw Hill Companies; 2014.
2. Sackett DL, Richardson WS, Rosemberg WS, Rosenberg W, Haynes BR. Evidence-Based Medicine: how to practice and teach EBM. Churchill Livingstone; 2010.
3. Bothwell LE, Podolsky SH. The Emergence of the Randomized, Controlled Trial. N Engl J Med. 2016;375(6):501-504.
4. Sessler DI, Imrey PB. Clinical Research Methodology 3: Randomized Controlled Trials. Anesth Analg. 2015;121(4):1052-1064.
5. Egbewale BE. Random allocation in controlled clinical trials: a review. J Pharm Sci. 2014;17(2):248-253.
6. Schulz KF, Grimes DA. Generation of allocation sequences in randomised trials: chance, not choice. Lancet. 2002;359(9305):515-519.
7. Critical Appraisal Skills Programme (CASP), Public Health Resource Unit, Institute of Health Science, Oxford.
8. Godin k, Dhillon M, Bhandari M. The three-minute appraisal of a randomized trial. Indian J Orthop. 2011;45(3):194-196.
9. Abdelnoor M, Sandven I, Limalanathan S, Eritsland J. Postconditioning in ST-elevation myocardial infarction: a systematic review, critical appraisal, and meta-analysis of randomized clinical trials. Vasc Health Risk Manag. 2014;10:477-91.
10. Hoffmann T, Bennett S, Del Mar C. Introduction to evidence-based practice. In: Hoffmann T, Bennett S, Del Mar C (eds.) Evidence Based Practice across the Health Professions. 2nd ed. Sydney: Elsevier; 2013.
11. Higgins JPT, Altman DG, Sterne JAC (Eds). Assessing risk of bias in included studies. In: Higgins JPT, Churchill R, Chandler J, Cumpston MS (eds.), Cochrane

Handbook for Systematic Reviews of Interventions version 5.2.0 (updated June 2017), Cochrane, 2017. Disponível em: www.training.cochrane.org/handbook.
12. Fethney F. Statistical and clinical significance, and how to use confidence intervals to help interpret both. Australian Critical Care. 2010;23(2):93-97.
13. Healthcare Improvement Scotland. Critical appraisal notes and checklists. [Online] Disponível em: https://www.sign.ac.uk/checklists-and-notes.
14. Centre for Evidence-Based Medicine. Critical Appraisal tools. [Online] Disponível em: https://www.cebm.net/2014/06/critical-appraisal/
15. Young J, Solomon M. How to critically appraise an article. Nat Rev Gastroenterol Hepatol. 2009;6:82-91.

AVALIAÇÃO CRÍTICA DE ESTUDOS DE COORTE

CAPÍTULO 8

Leonardo Roever

INTRODUÇÃO

Os estudos de coorte são classificados de acordo com grupos de exposição expostos e não expostos a um determinado fator. Sua principal característica é o acompanhamento dos sujeitos do estudo ao longo do tempo para avaliar a ocorrência do resultado oposto ou não de uma exposição.[1-11] A Tabela 8-1 mostra as questões para se fazer a avaliação crítica deste tipo de estudo.[1-11]

Tabela 8-1. Questões para Avaliação Crítica[1-11]

Questões de avaliação	Sim	Não	Não se aplica	Observação
O estudo abordou uma questão claramente focada? (A população estudada) • Os fatores de risco estudados • Os resultados considerados				
Está claro se o estudo tentou detectar um efeito benéfico ou prejudicial?				
Os dois grupos que estão sendo estudados são selecionados a partir de populações de origem que são comparáveis em todos os aspectos além do fator sob investigação?				
O estudo indica quantas pessoas pediram para participar em cada um dos grupos estudados?				
A probabilidade de alguns participantes elegíveis terem o resultado no momento da inscrição é avaliada e levada em conta na análise?				

(Continua.)

Tabela 8-1. *(Cont.)* Questões para Avaliação Crítica[1-11]

Questões de avaliação	Sim	Não	Não se aplica	Observação
Qual porcentagem de indivíduos ou grupos recrutados, em cada ramo do estudo, abandonaram o estudo antes da conclusão do estudo?				
A comparação é feita entre participantes completos e aqueles perdidos para acompanhamento, por *status* de exposição?				
A coorte foi recrutada de uma maneira aceitável? O representante da coorte era uma população definida?				
Havia algo de especial na coorte? Todos incluíram quem deveria ter sido incluído?				
A exposição foi medida com precisão para minimizar o viés? (Eles usaram medidas subjetivas ou objetivas?)				
As medições refletem verdadeiramente o que você quer (elas foram validadas)?				
Todos os sujeitos foram classificados em grupos de exposição usando o mesmo procedimento?				
O resultado foi medido com precisão para minimizar o viés? Eles usaram medidas subjetivas ou objetivas?				
As medidas refletem verdadeiramente o que você quer (elas foram validadas)?				
Foi estabelecido um sistema confiável para detectar todos os casos (para medir a ocorrência de doenças)?				
Os métodos de medição foram semelhantes nos diferentes grupos?				
Os sujeitos e/ou o avaliador do resultado foram cegados para a exposição (isso importa)?				

Tabela 8-1. *(Cont.)* Questões para Avaliação Crítica[1-11]

Questões de avaliação	Sim	Não	Não se aplica	Observação
Os autores identificaram todos os fatores importantes de confusão? Eles levaram em conta os fatores de confusão no projeto e/ou análise? (Procure por restrições no projeto e técnicas, por exemplo, modelagem, estratificação, regressão ou análise de sensibilidade para corrigir, controlar ou ajustar fatores de confusão)				
Os resultados estão claramente definidos? A avaliação do resultado é tornada cega para o *status* de exposição? Se o estudo for retrospectivo, isso pode não ser aplicável. Onde a cegueira não era possível, há algum reconhecimento de que o conhecimento do *status* da exposição poderia ter influenciado a avaliação do resultado?				
O método de avaliação da exposição é confiável? Evidências de outras fontes são usadas para demonstrar que o método de avaliação de resultados é válido e confiável?				
O nível de exposição ou fator prognóstico é avaliado mais de uma vez?				
O acompanhamento dos assuntos foi completo o suficiente? O acompanhamento dos sujeitos foi longo o suficiente? (Os bons ou maus efeitos devem ter tido tempo suficiente para se revelarem)				
As pessoas que são perdidas para o acompanhamento podem ter resultados diferentes daqueles disponíveis para avaliação?				
Em uma coorte aberta ou dinâmica, houve algo de especial sobre o resultado das pessoas saindo, ou a exposição das pessoas que entraram na coorte?				
Os principais potenciais fatores de confusão são identificados e levados em consideração no projeto e na análise? Os intervalos de confiança foram fornecidos?				

(Continua.)

Tabela 8-1. *(Cont.)* Questões para Avaliação Crítica[1-11]

Questões de avaliação	Sim	Não	Não se aplica	Observação
Quais são os resultados deste estudo? Quais são os resultados?				
Eles relataram a taxa ou a proporção entre o exposto/não exposto, a razão/a diferença de taxa?				
Quão forte é a associação entre exposição e resultado (RR)?				
Qual é a redução absoluta de risco (RAR)?				
Quão precisos são os resultados? Procure o intervalo dos intervalos de confiança, se fornecidos				
Você acredita nos resultados? Pode ser decorrente de viés, acaso ou confusão?				
O *design* e os métodos deste estudo são suficientemente falhos para tornar os resultados pouco confiáveis?				
Os critérios de Bradford Hills (por exemplo, sequência temporal, gradiente dose-resposta, plausibilidade biológica, consistência) são confiáveis?				
Os resultados podem ser aplicados à população local? (Um estudo de coorte foi o método apropriado para responder a esta questão)				
Os assuntos abordados neste estudo podem ser suficientemente diferentes da sua população para causar preocupação?				
Sua configuração local provavelmente difere muito do estudo? Você pode quantificar os benefícios e danos locais?				
Quais são as implicações deste estudo para a prática? (Um estudo observacional raramente fornece evidências suficientemente robustas para recomendar mudanças na prática clínica ou na tomada de decisão de políticas de saúde				

Tabela 8-1. *(Cont.)* Questões para Avaliação Crítica[1-11]

Questões de avaliação	Sim	Não	Não se aplica	Observação
Para certas questões, estudos observacionais fornecem a única evidência • Recomendações de estudos observacionais são sempre mais fortes quando apoiadas por outras evidências				
Os resultados deste estudo se encaixam com outras evidências disponíveis?				
Quão bem foi o estudo feito para minimizar o risco de viés ou confusão?				
Em relação as considerações clínicas, sua avaliação da metodologia utilizada e o poder estatístico do estudo, você acha que há evidências claras de uma associação entre exposição e desfecho?				
Os resultados podem ser aplicados à sua organização?				
Conflitos de interesse são declarados?				

Para avaliar a qualidade metodológica geral do estudo, utilize o cálculo:

$$\text{Total de perguntas} \longrightarrow 100\%$$
$$\text{Total de respostas positivas} \longrightarrow X$$
$$X =$$

Observação: Quando a resposta for **não se aplica**, a mesma deve ser desconsiderada na soma do total de perguntas respondidas.
Sendo os resultados:

- **Alta qualidade** ($\geq$ **80%**): a maioria dos critérios foi atendida. Pouco ou nenhum risco de viés.
- **Aceitável** ($\geq$ **50 e** < **80%**): a maioria dos critérios foi atendida. Algumas falhas no estudo com um risco associado de viés.
- **Baixa qualidade** (< **50%**): a maioria dos critérios não foi atendida, ou falhas significativas relacionadas com aspectos-chave do desenho do estudo.

O conhecimento desta metodologia, assim como sua aplicação, pode beneficiar seu paciente.

REFERÊNCIAS BIBLIOGRÁFICAS

1. Guyatt G, Meade MO, Cook DJ, Rennie D (eds.) Users' Guides to the Medical Literature: A Manual for Evidence-based Clinical Practice. 3rd Ed. New York: McGraw Hill Companies; 2014.
2. Sackett DL, Richardson WS, Rosemberg WS, Rosenberg W, Haynes BR. Evidence-Based Medicine: how to practice and teach EBM. Churchill Livingstone; 2010.
3. Critical Appraisal Skills Programme (CASP), Public Health Resource Unit, Institute of Health Science, Oxford.
4. Healthcare Improvement Scotland. Critical appraisal notes and checklists. [Online] Disponível em: https://www.sign.ac.uk/checklists-and-notes.
5. Rochon PA, Gurwitz JH, Sykora K, Mamdani M, Streiner DL, Garfinkel S et al. Reader's guide to critical appraisal of cohort studies: 1. Role and design. BMJ 2005;330(7496):895-7.
6. Mamdani M, Sykora K, Li P, Normand SLT, Streiner DL, Austin PC et al. Reader's guide to critical appraisal of cohort studies: 2. Assessing potential for confounding. BMJ. 2005;330(7497):960-2.
7. Bookwala A, Hussain N, Bhandari M. The three-minute appraisal of a prospective cohort study. Indian J Orthop. 2011;45(4):291-293.
8. Normand TS, Sykora K, Li P, Mamdani M, Rochon PA, Anderson GM. Readers guide to critical appraisal of cohort studies: 3. Analytical strategies to reduce confounding. BMJ. 2005;330(7498):1021-1023.
9. Roever L. Critical Appraisal of Cohort Studies. Evidence Based Medicine and Practice. 2015;1:1000e108.
10. Guyatt GH, Sackett DL, Cook DJ. User's Guide to the Medical Literature; II. How to use an article about therapy or prevention – B. What were the results and will they help me in caring for my patients? JAMA. 1994;271(1):59-63.
11. Roever L, Oliveira BFG. Critical Appraisal of Randomised Controlled Trials. Evidence Based Medicine and Practice. 2016;1:e114.

AVALIAÇÃO CRÍTICA DA ANÁLISE ECONÔMICA

CAPÍTULO 9

Leonardo Roever

INTRODUÇÃO

A análise econômica é uma avaliação sistemática e comparativa dos custos e das consequências de dois ou mais tratamentos alternativos ou programas de ação para a promoção e atenção à saúde. Básico da função de uma análise econômica é identificar, quantificar, avaliar e comparar os custos e as consequências das alternativas consideradas promoção e cuidados de saúde. A Tabela 9-1 mostra as questões para se fazer a avaliação crítica deste tipo de estudo.[1-13]

Tabela 9-1. Questões para Avaliação Crítica[1-13]

Questões de avaliação	Sim	Não	Não se aplica	Observação
Foi colocada uma pergunta bem definida?				
Está claro o que os autores estavam tentando fazer?				
O estudo aborda uma questão apropriada e claramente focada?				
A escolha do desenho do estudo é justificada?				
Foi uma descrição abrangente das alternativas concorrentes dadas (ou seja, você pode dizer quem fez o quê para quem, onde e com que frequência)?				
Houve evidência de que a eficácia do programa havia sido estabelecida? O estudo foi anexado à avaliação econômica de um ECR?				
Qual a validade do desenho do estudo?				
Qual é a perspectiva?				

(Continua.)

Tabela 9-1. *(Cont.)* Questões para Avaliação Crítica[1-13]

Questões de avaliação	Sim	Não	Não se aplica	Observação
Quantas opções são comparadas?				
Os custos e as consequências são considerados?				
Qual é o horizonte de tempo?				
Foi uma descrição abrangente das alternativas concorrentes dadas?				
Você pode dizer quem fez o quê, para quem, onde e com que frequência?				
O documento fornece evidências de que o programa seria eficaz (ou seja, o programa faria mais bem do que mal)? Se um ECR ou uma revisão sistemática foi utilizado; se não considerar o quão forte foi a evidência (avaliações econômicas frequentemente têm que integrar diferentes tipos de conhecimento decorrentes de diferentes estudos de desenhos)				
Os efeitos da intervenção foram identificados, medidos e avaliados adequadamente? Os efeitos podem ser medidos em unidades naturais (por exemplo, anos de vida) ou unidades mais complexas (por exemplo, anos ajustados para qualidade de vida, como QALY) ou equivalentes monetários do benefício obtido (por exemplo, $)				
Todos os recursos importantes e relevantes que foram necessários e os custos dos resultados de saúde para cada alternativa foram identificados, medidos em unidades apropriadas e valorizados com credibilidade?				
Todos os resultados e custos importantes e relevantes de cada alternativa foram identificados?				
Quais perspectivas foram tomadas (por exemplo serviço de saúde, paciente, sociedade)?				
Foi medido com precisão em unidades apropriadas antes da avaliação? Unidades apropriadas podem ser horas de tempo de enfermagem, número de consultas médicas, anos de vida ganhos etc.				
Foi valorizado com credibilidade? Os valores são realistas? Como eles foram derivados? Os custos de oportunidade foram considerados?				

Tabela 9-1. *(Cont.)* Questões para Avaliação Crítica[1-13]

Questões de avaliação	Sim	Não	Não se aplica	Observação
Os custos e consequências foram ajustados para os diferentes momentos em que ocorreram (desconto)?				
Os resultados e custos foram avaliados com credibilidade?				
Os custos de oportunidade foram considerados?				
Quais foram os resultados da avaliação? Qual é o resultado? Quais unidades foram usadas (por exemplo, custo/ano de vida ganho, custo/QALY, benefício líquido)?				
Foi uma análise incremental das consequências e custo das alternativas realizadas?				
Foi realizada uma análise de sensibilidade adequada? Se todas as principais áreas de incerteza fossem consideradas alterando a estimativa da variável e observando como mudaria o resultado da avaliação econômica				
Os resultados e custos foram ajustados para diferentes momentos em que ocorreram (desconto)?				
É provável que o programa seja igualmente eficaz em seu contexto ou cenário? • Os pacientes cobertos pela revisão podem ser suficientemente diferentes da sua população para causar preocupação • Sua configuração local provavelmente difere muito daquela da revisão				
Os custos são traduzíveis para sua configuração? Todos os custos que são relevantes do ponto de vista do estudo estão incluídos e são medidos e avaliados de forma adequada? As medidas de resultados usadas para responder à questão do estudo são relevantes para esse propósito e são medidas e valorizadas de forma apropriada? Se o desconto de custos e resultados futuros foram necessário, eles foram executados corretamente? As suposições são explicitadas e uma análise de sensibilidade é executada? A regra de decisão é explicitada e as comparações são feitas com base em custos e resultados incrementais?				

(Continua.)

Tabela 9-1. *(Cont.)* Questões para Avaliação Crítica[1-13]

Questões de avaliação	Sim	Não	Não se aplica	Observação
Foi realizada uma análise incremental dos resultados e custos das alternativas realizadas?				
Foi realizada uma análise de sensibilidade?				
Todas as principais áreas de incerteza foram consideradas?				
A apresentação e a discussão dos resultados incluíram todas ou suficientes questões que preocupam os compradores?				
Vale a pena fazer no seu cenário?				
As conclusões da avaliação foram justificadas pelas evidências apresentadas?				
Quão bem foi o estudo realizado?				
Os resultados deste estudo são diretamente aplicáveis ao grupo de pacientes-alvo desta diretriz?				
Os resultados fornecem informações de relevância para as decisões políticas?				
Os resultados podem ser aplicados à população local?				
Os pacientes são semelhantes o suficiente para sua população?				
O seu ambiente local é semelhante ao do estudo?				
Conflitos de interesse são declarados?				

Para avaliar a qualidade metodológica geral do estudo, utilize o cálculo:

Total de perguntas ——————— 100%
Total de respostas positivas ——— X
X =

Observação: Quando a resposta for **não se aplica**, a mesma deve ser desconsiderada na soma do total de perguntas respondidas.
Sendo os resultados:

- **Alta qualidade** ($\geq$ **80%**): a maioria dos critérios foi atendida. Pouco ou nenhum risco de viés.
- **Aceitável** ($\geq$ **50 e** < **80%**): a maioria dos critérios foi atendida. Algumas falhas no estudo com um risco associado de viés.

- **Baixa qualidade** (< **50%**): a maioria dos critérios não foi atendida, ou falhas significativas relacionadas com aspectos-chave do desenho do estudo.

O conhecimento desta metodologia, assim como sua aplicação, pode beneficiar seu paciente.

REFERÊNCIAS BIBLIOGRÁFICAS

1. Guyatt G, Meade MO, Cook DJ, Rennie D (eds.) Users' Guides to the Medical Literature: A Manual for Evidence-based Clinical Practice. 3rd ed. New York: McGraw Hill Companies; 2014.
2. Sackett DL, Richardson WS, Rosemberg WS, Rosenberg W, Haynes BR. Evidence-Based Medicine: how to practice and teach EBM. Churchill Livingstone; 2010.
3. Healthcare Improvement Scotland. Critical appraisal notes and checklists. [Online] Available from: https://www.sign.ac.uk/checklists-and-notes
4. Critical Appraisal Skills Programme (CASP), Public Health Resource Unit, Institute of Health Science, Oxford.
5. Department of General Practice University of Glasgow. [Online] Critical Appraisal Checklist for Economic Evaluations. Disponível em: https://www.gla.ac.uk/media/Media_64048_smxx.PDF.
6. Roever L. Critical Appraisal of Economic Analysis. Evidence Based Medicine and Practice 2015;1:1000e107.
7. White AR, Ernst E. Economic analysis of complementary medicine: a systematic review. Complement Her Med. 2000;8:111-118.
8. Kamae I, Hashimoto Y, Koretsune Y, Tanahashi N, Murata T et al. Cost-effectiveness Analysis of Apixaban against Warfarin for Stroke Prevention in Patients with Nonvalvular Atrial Fibrillation in Japan. Clin Ther. 2015;37(12):2837-51.
9. Kernick DP. Introduction to health economics for the medical practitioner. Postgrad Med J 2003;79(929):147-150.
10. Meltzer MI. Introduction to health economics for physicians. Lancet. 2001;358(9286):993-998.
11. Drummond MF, O'Brien B, Stoddart GL, Torrance GW. Methods for the Economic Evaluation of Health Care Programs. 2nd ed. Oxford Medical Publications; 1997.
12. Kremers HM, Gabriel SE, Drummond MF. Principles of health economics and application to rheumatic disorders. In: Hochberg M, Silman AJ, Smolen JS, Weinblatt ME, Weisman MH (Eds) Rheumatology. 3rd ed. London: Mosby Publishing, 2003. p. 45-54.
13. Suarez Almazor ME, Drummond MF. Regulatory issues and economic efficiency. J Rheumatol Suppl. 2003;68:5-7.

AVALIAÇÃO CRÍTICA DE PROJETOS DE PESQUISA

Leonardo Roever

INTRODUÇÃO

Para cada questão de pesquisa existe um tipo mais adequado de desenho ou desenho de pesquisa (Tabela 10-1).[1-4]

Tabela 10-1. Questões Clínicas[1-4]

Questão clínica	Questão clínica de projetos de pesquisa
Diagnóstico	Estudos transversais, ensaio clínico controlado (ECR)
Terapia	ECR duplo-cego, revisão sistemática/metanálise/metanálise de rede
Prognóstico	Estudos de coorte, caso controle, série de casos
Danos/etiologia	Estudos de coorte, caso controle, série de casos
Prevenção	Ensaio clínico randomizado, estudos de coorte
Melhoria da qualidade	Ensaios controlados randomizados
Incidência	Estudos de coorte
Prevalência	Estudo transversal

A Tabela 10-2 demonstra um questionário com o objetivo de identificar as vantagens e desvantagens de cada tipo de estudo e avaliar o nível de evidência e grau de recomendação.[1-4]

Tabela 10-2. Questões para Avaliação Crítica[1-4]

Questões de avaliação	Sim	Não	Não se aplica	Observação
Existe uma declaração clara das metas e objetivos de cada etapa da pesquisa, e houve uma inovação?				
Os autores definiram claramente as metas e objetivos do projeto? Os objetivos e metas eram apropriados?				
Uma inovação estava sendo considerada no início ou surgiu durante o curso do projeto?				
Foi relevante para a experiência dos participantes?				
É indicado como a pesquisa-ação influenciará a política e a prática em geral?				
As fases do projeto foram claramente delineadas?				
Foi um processo lógico em evidência, incluindo identificação de problemas, planejamento, ação (mudança ou intervenção que foi implementada) e avaliação?				
Estas influenciaram o processo e o progresso do projeto?				
Os participantes e partes interessadas foram claramente descritos e justificados?				
O projeto se concentrou em profissionais de saúde, administradores de serviços de saúde ou equipes de saúde?				
É indicado quem foi selecionado e por quem para cada fase do projeto?				
É discutido como os participantes foram selecionados para cada fase do projeto?				
A consideração foi dada ao contexto local durante a implementação da mudança?				
Está claro qual contexto foi selecionado e por que, para cada fase do projeto?				
Existe um exame crítico de valores, crenças e relações de poder?				

Tabela 10-2. *(Cont.)* Questões para Avaliação Crítica[1-4]

Questões de avaliação	Sim	Não	Não se aplica	Observação
Existe uma discussão sobre quem seria afetado pela mudança e de que maneira?				
O contexto foi apropriado para esse tipo de estudo?				
A relação entre pesquisadores e participantes foi adequadamente considerada?				
O nível e a extensão da participação são claramente definidos para cada estágio?				
Os tipos de relacionamentos que evoluíram ao longo do projeto foram reconhecidos?				
Os pesquisadores e participantes examinaram criticamente seus próprios papéis, potenciais vieses e influências, ou seja, foram reflexivos?				
O projeto foi gerenciado adequadamente?				
Os principais indivíduos foram abordados e envolvidos, quando apropriado?				
Os envolvidos pareciam ter as habilidades necessárias para realizar as várias tarefas necessárias para implementar a mudança e a pesquisa?				
Havia um plano de implementação viável que fosse consistente com as habilidades, recursos e tempo disponível?				
Isso foi ajustado em resposta a eventos e participantes locais?				
Existe uma discussão clara sobre as ações tomadas (a mudança ou a intervenção) e os métodos usados para avaliá-las?				
Foram os problemas éticos encontrados e como eles foram tratados?				
Foi dada consideração aos participantes, pesquisadores e pessoas afetadas pelo processo de pesquisa-ação?				

(Continua.)

Tabela 10-2. *(Cont.)* Questões para Avaliação Crítica[1-4]

Questões de avaliação	Sim	Não	Não se aplica	Observação
A consideração foi dada aos valores profissionais subjacentes?				
Como estes foram explorados e realizados na prática?				
A confidencialidade e o consentimento informado foram abordados?				
O estudo foi adequadamente financiado/apoiado?				
As avaliações de custos e recursos foram realistas?				
Os dados foram coletados de maneira que abordassem a questão da pesquisa?				
Os métodos e técnicas apropriados foram usados para responder a questões de pesquisa?				
Está claro como os dados foram coletados e por que, para cada fase do projeto?				
A coleta de dados e a manutenção de registros foram sistemáticas?				
Se os métodos foram modificados durante a coleta de dados, é fornecida uma explicação?				
Foram tomadas medidas para promover o rigor dos resultados?				
Foram diferentes perspectivas sobre questões procuradas?				
Os pesquisadores realizaram o método e a triangulação teórica?				
As principais conclusões do projeto foram transmitidas aos participantes em etapas importantes?				
Como foi o *feedback* deles usado?				
Os pesquisadores oferecem um relato reflexivo?				
As análises de dados foram suficientemente rigorosas?				
Os procedimentos para análise foram descritos?				

Tabela 10-2. *(Cont.)* Questões para Avaliação Crítica[1-4]

Questões de avaliação	Sim	Não	Não se aplica	Observação
As análises foram sistemáticas?				
Que medidas foram tomadas para proteger contra a seletividade?				
Os pesquisadores explicam como os dados apresentados foram selecionados da amostra original?				
Os argumentos, temas, conceitos e categorias são derivados dos dados?				
São pontos de tensão, contraste ou contradição identificados? Os argumentos concorrentes são apresentados?				
O *design* do estudo foi flexível e responsivo?				
Os resultados foram usados para gerar planos e ideias para mudança?				
A abordagem foi adaptada às circunstâncias e questões das configurações da vida real: isto é, as justificativas oferecidas para mudanças no plano?				
Existem declarações claras dos resultados de cada fase do estudo?				
Os resultados foram apresentados logicamente para cada fase do estudo?				
Os resultados são explícitos e fáceis de entender?				
Os resultados são apresentados sistematicamente e criticamente – o leitor pode julgar a gama de evidências/pesquisas que estão sendo usadas?				
Há discussões sobre desenvolvimentos pessoais e práticos?				
A conexão com um corpo existente de conhecimento é clara?				
Existe uma variedade de fontes de ideias, categorias e interpretações?				
São oferecidos *insights* teóricos e ideológicos?				

(Continua.)

Tabela 10-2. *(Cont.)* Questões para Avaliação Crítica[1-4]

Questões de avaliação	Sim	Não	Não se aplica	Observação
Os objetivos da pesquisa de ação foram cumpridos?				
As razões para sucessos e fracassos são analisadas?				
As descobertas do estudo são transferíveis? As descobertas podem ser transferidas para outras configurações?				
O contexto do estudo está claramente descrito?				
Os autores articularam os critérios sobre os quais seu próprio trabalho deve ser lido/julgado?				
Os autores justificaram a perspectiva a partir de qual a proposta o relatório deve ser interpretado?				
Conflitos de interesse são declarados?				

Para avaliar a qualidade metodológica geral do estudo, utilize o cálculo:

Total de perguntas ——————— 100%
Total de respostas positivas ———— X
X =

Observação: Quando a resposta for **não se aplica**, a mesma deve ser desconsiderada na soma do total de perguntas respondidas.

Sendo os resultados:

- **Alta qualidade** ($\geq$ **80%**): a maioria dos critérios foi atendida. Pouco ou nenhum risco de viés.
- **Aceitável** ($\geq$ **50 e < 80%**): a maioria dos critérios foi atendida. Algumas falhas no estudo com um risco associado de viés.
- **Baixa qualidade** (**< 50%**): a maioria dos critérios não foi atendida, ou falhas significativas relacionadas com aspectos-chave do desenho do estudo.

O conhecimento desta metodologia, assim como sua aplicação, pode beneficiar seu paciente.

REFERÊNCIAS BIBLIOGRÁFICAS

1. Guyatt G, Meade MO, Cook DJ, Rennie D (eds.) Users' Guides to the Medical Literature: A Manual for Evidence-based Clinical Practice. 3rd ed. New York: McGrawHill Companies; 2014.

2. Sackett DL, Richardson WS, Rosemberg WS, Rosenberg W, Haynes BR. Evidence-Based Medicine: how to practice and teach EBM. Churchill Livingstone; 2010.
3. Critical Appraisal Skills Programme (CASP), Public Health Resource Unit, Institute of Health Science, Oxford.
4. Greenhalgh T, Robert G, Bate P, Macfarlane F, Kyriakidou O. Diffusion of Innovations in Health Service Organizations: A systematic literature review, Blackwell Publishing Ltd; 2005.

AVALIAÇÃO CRÍTICA DA ANÁLISE DE DECISÃO

CAPÍTULO 11

Leonardo Roever

INTRODUÇÃO

A aplicação de métodos quantitativos para análise explícita de decisões em condições de incerteza tomadas são plotados em uma árvore de decisão (Fig. 11-1). A análise de decisão para comparar duas ou mais opções de decisão e este processo envolve a identificação de todas as opções de gerenciamento disponíveis e os resultados potenciais de cada série de decisões que devem ser tomadas sobre o cuidado ao paciente.[1-6]

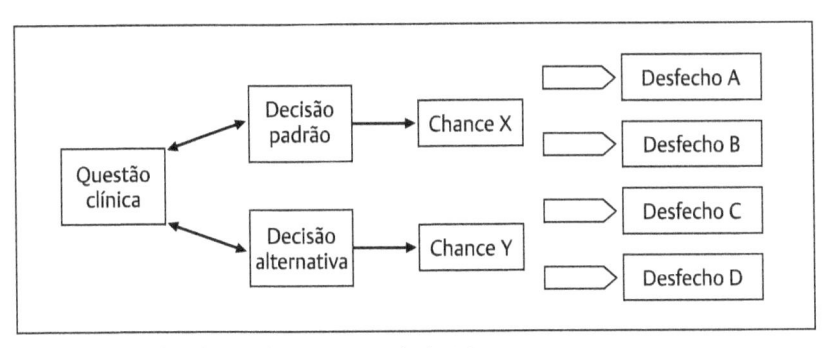

Fig. 11-1. Esqueleto básico de uma árvore de decisão.

A Tabela 11-1 segue com as questões de avaliação.[1-6]

Tabela 11-1. Questões para Avaliação Crítica[1-6]

Questões de avaliação	Sim	Não	Não se aplica	Observação
O seguinte foi claramente indicado: Grupo de pacientes ao qual a análise de decisão deve ser aplicada? Seu problema de saúde				
Quem está fornecendo o cuidado? O cenário para esse cuidado				
Todas as estratégias e resultados importantes foram incluídos?				
O modelo (provavelmente ilustrado em um diagrama de árvore de decisão) se encaixa bem em seu modelo clínico para ser válido?				
Todas as estratégias clínicas realistas foram comparadas?				
Todos os resultados clinicamente relevantes foram considerados?				
O modelo de decisão inclui resultados importantes para os pacientes?				
Aborda não apenas a quantidade de vida, mas também a qualidade?				
Um processo explícito e sensato foi usado para identificar, selecionar e combinar as evidências em probabilidades?				
Os autores dão informações suficientes sobre como ele pesquisou a literatura e identificou os estudos que eles incluem?				
Eles avaliam a qualidade dos estudos incluídos? Eles dão detalhes suficientes sobre como eles atribuíram os valores de probabilidade?				
Os serviços públicos foram obtidos de maneira explícita e sensata a partir de fontes confiáveis? Eles relatam a fonte de suas classificações de utilidade?				
Os indivíduos estão fazendo as avaliações representantes do tipo de pacientes que a análise de decisão é destinada?				

Tabela 11-1. *(Cont.)* Questões para Avaliação Crítica[1-6]

Questões de avaliação	Sim	Não	Não se aplica	Observação
O impacto potencial de qualquer incerteza na evidência foi determinado?				
Os autores realizaram uma análise de sensibilidade?				
Na análise de base, uma estratégia resulta em um ganho clinicamente importante para os pacientes? Se não, o resultado é um atentado? Quão forte é a evidência usada na análise?				
A incerteza na evidência pode mudar o resultado? Quão robusto é o resultado para a análise de sensibilidade?				
As probabilidades se aplicam às características clínicas do meu paciente? Se não, os resultados da análise de sensibilidade ajudam?				
As utilidades refletem as do seu paciente? Seu paciente pode declarar suas utilidades de uma forma utilizável e estável?				
Conflitos de interesse são declarados?				

Para avaliar a qualidade metodológica geral do estudo, utilize o cálculo:

Total de perguntas ——————— 100%
Total de respostas positivas ——— X
X =

Observação: Quando a resposta for **não se aplica**, a mesma deve ser desconsiderada na soma do total de perguntas respondidas.

Sendo os resultados:

- **Alta qualidade** (≥ **80%**): a maioria dos critérios foi atendida. Pouco ou nenhum risco de viés.
- **Aceitável** (≥ **50 e < 80%**): a maioria dos critérios foi atendida. Algumas falhas no estudo com um risco associado de viés.
- **Baixa qualidade** (< **50%**): a maioria dos critérios não foi atendida, ou falhas significativas relacionadas com aspectos-chave do desenho do estudo.

O conhecimento desta metodologia, assim como sua aplicação, pode beneficiar seu paciente.

REFERÊNCIAS BIBLIOGRÁFICAS

1. Guyatt G, Meade MO, Cook DJ, Rennie D (eds.) Users' Guides to the Medical Literature: A Manual for Evidence-based Clinical Practice. 3rd ed. New York: McGraw Hill Companies; 2014.
2. Sackett DL, Richardson WS, Rosemberg WS, Rosenberg W, Haynes BR. Evidence-Based Medicine: how to practice and teach EBM. Churchill Livingstone; 2010.
3. Critical Appraisal Skills Programme (CASP), Public Health Resource Unit, Institute of Health Science, Oxford.
4. Department of General Practice University of Glasgow. [Online] Critical Appraisal Checklist for an Article on Decision Analysis. Disponível em: http://www.gla.ac.uk/media/media_64039_en.pdf.
5. Aleem IS, Schemitsch EH, Hanton BP. What is a clinical decision analysis study? Indian J Orthop. 2008;42(2):137-139.
6. Roever L. Critical Appraisal of Decision Analysis. Evidence Based Medicine and Practice. 2016;1:1000e109.

AVALIAÇÃO CRÍTICA DE UM ESTUDO DE QUESTIONÁRIO

Leonardo Roever ■ Rogério de Melo Costa e Pinto

INTRODUÇÃO

Pesquisas e questionários são um componente essencial de vários tipos de pesquisa e coletar informações de uma amostra de perguntas feita aos participantes sobre um determinado tópico. A Tabela 12-1 mostra as listas de verificação necessárias para fazer uma análise crítica de um estudo de questionário.[1-5]

Tabela 12-1. Questões para Avaliação Crítica[1-5]

	Questões de avaliação	Sim	Não	Não se aplica	Observação
1	Foi esclarecido quais informações os pesquisadores procuraram obter?				
2	Havia uma questão clara de pesquisa e isso era importante e sensato?				
3	Foi o desenho de pesquisa mais adequado para esta questão, que projeto poderia ter sido mais apropriado?				
4	O método de amostragem foi adequado, e a amostra foi representativa?				
5	A amostra foi representativa?				
6	Todos os participantes da amostra entenderam o que era exigido deles e atribuíram o mesmo significado aos termos do questionário?				
7	Havia algum instrumento existente (questionários) que os pesquisadores poderiam ter usado?				

Tabela 12-1. *(Cont.)* Questões para Avaliação Crítica[1-5]

Questões de avaliação	Sim	Não	Não se aplica	Observação
8 Em caso afirmativo, por que um novo instrumento foi desenvolvido?				
9 Este novo instrumento desenvolvido foi justificado?				
10 As alegações de confiabilidade e validade foram feitas, e justificadas?				
11 As perguntas cobriram todos os aspectos relevantes do problema de forma não ameaçadora e não diretiva?				
12 As perguntas foram abertas (qualitativas) e fechadas (quantitativas)?				
13 Uma versão piloto foi administrada a alguns participantes na amostra, e o instrumento foi modificado de acordo?				
14 As alegações de validade foram feitas e justificadas? (Em outras palavras, que evidência há de que o instrumento mede o que se propõe a medir?)				
15 As alegações de confiabilidade foram feitas, e elas são justificadas? (Em outras palavras, que evidência há de que o instrumento fornece respostas estáveis ao longo do tempo e entre pesquisadores?)				
16 O título do questionário é apropriado e, caso contrário, quais eram suas limitações?				
17 As perguntas abertas e fechadas foram usadas de maneira apropriada?				
18 As perguntas fáceis e não ameaçadoras foram colocadas no início da medida e as sensíveis perto do final?				
19 O questionário foi mantido tão breve quanto o estudo permitiu?				
20 Qual foi a taxa de resposta, e os não respondentes foram contabilizados?				

Tabela 12-1. *(Cont.)* Questões para Avaliação Crítica[1-5]

Questões de avaliação	Sim	Não	Não se aplica	Observação
21 As perguntas faziam sentido, e os participantes da amostra poderiam entendê-las?				
22 Alguma dúvida foi ambígua ou excessivamente complicada?				
23 O questionário contém instruções adequadas para conclusão – por exemplo, alternativas de respostas, ou uma explicação sobre se uma resposta marcada ou escrita foi necessária?				
24 Os aplicadores relataram como devolver o questionário uma vez concluído?				
25 O questionário continha uma explicação da pesquisa, um resumo do que aconteceria com os dados e uma mensagem de agradecimento?				
26 O questionário foi adequadamente testado em termos do método e meio de administração, em pessoas representativas da população do estudo?				
27 Como foi realizado o teste piloto? Quais detalhes são dados?				
28 De que forma o instrumento definitivo foi alterado como resultado do teste piloto?				
29 O instrumento foi adequado para todos os participantes e potenciais participantes?				
30 Em particular, levou em consideração a provável gama de habilidades físicas/mentais/cognitivas; linguagem/alfabetização, compreensão de números/dimensionamento e ameaça percebida de perguntas ou questionador?				
31 Como o questionário foi distribuído?				
32 As taxas de resposta foram informadas completamente, incluindo detalhes de participantes que não eram adequados para a pesquisa ou se recusaram a participar?				
33 Algum viés de resposta potencial foi discutido?				

(Continua.)

Tabela 12-1. *(Cont.)* Questões para Avaliação Crítica[1-5]

	Sim	Não	Não se aplica	Observação
34 Foi realizado algum tipo de análise, e isso foi apropriado? (por exemplo, testes estatísticos corretos para respostas quantitativas, análise qualitativa para perguntas abertas)				
35 Foi feita alguma medida para manter a precisão dos dados e se elas eram adequadas?				
36 Existe alguma evidência de dragagem de dados – isto é, análises que não foram hipóteses dirigidas?				
37 Os resultados e todos os dados relevantes foram relatados?				
38 Os resultados quantitativos são definitivos (significativos)?				
39 Os resultados relevantes não significativos também são reportados?				
40 Os resultados qualitativos foram adequadamente interpretados (por exemplo, usando uma estrutura teórica explícita)?				
41 Nos resultados qualitativos quaisquer citações foram devidamente justificadas e contextualizadas?				
42 A análise foi apropriada (por exemplo, análise estatística para respostas quantitativas, análise qualitativa para questões abertas) e as técnicas corretas foram utilizadas?				
43 Foram tomadas medidas adequadas para manter a precisão dos dados?				
44 O que significam os resultados?				
45 Todos os resultados relevantes ("significativos" e "não significativos") foram relatados? Existe alguma evidência de "dragagem de dados" (ou seja, análises que não foram "orientadas por hipóteses")?				
46 Os pesquisadores elaboraram um *link* apropriado entre os dados e suas conclusões?				

Tabela 12-1. *(Cont.)* Questões para Avaliação Crítica[1-5]

	Sim	Não	Não se aplica	Observação
47 As descobertas foram colocadas dentro de um corpo mais amplo de conhecimento no campo (por exemplo, por meio de uma revisão abrangente da literatura) e todas as recomendações são justificadas?				
48 Os resultados podem ser aplicados à sua organização?				
49 Conflitos de interesse são declarados?				

Para avaliar a qualidade metodológica geral do estudo, utilize o cálculo:

Total de perguntas ——————— 100%
Total de respostas positivas ——— X
X =

Observação: Quando a resposta for **não se aplica**, a mesma deve ser desconsiderada na soma do total de perguntas respondidas.

Sendo os resultados:

- **Alta qualidade (≥ 80%):** a maioria dos critérios foi atendida. Pouco ou nenhum risco de viés.
- **Aceitável (≥ 50 e < 80%):** a maioria dos critérios foi atendida. Algumas falhas no estudo com um risco associado de viés.
- **Baixa qualidade (< 50%):** a maioria dos critérios não foi atendida, ou falhas significativas relacionadas com aspectos-chave do desenho do estudo.

O conhecimento desta metodologia, assim como sua aplicação, pode beneficiar seu paciente.

REFERÊNCIAS BIBLIOGRÁFICAS

1. Guyatt G, Meade MO, Cook DJ, Rennie D (eds.) Users' Guides to the Medical Literature: A Manual for Evidence-based Clinical Practice. 3rd ed. New York: McGraw Hill Companies; 2014.
2. Sackett DL, Richardson WS, Rosemberg WS, Rosenberg W, Haynes BR. Evidence-Based Medicine: how to practice and teach EBM. Churchill Livingstone; 2010.
3. BMJ Publishing Group Ltd. References, further examples and checklists. Table E: Critical appraisal checklist for a questionnaire study. [Online] Disponível em: http://www.bmj.com/content/suppl/2004/05/27/328.7451.1312.DC1#e.

4. Center for Evidence-Based Management. Critical Appraisal of a Survey. [Online] Disponível em: https://cebma.org/wp-content/uploads/Critical-Appraisal-Questions-for-a-Survey.pdf.
5. Roever L. Critical Appraisal of a Questionnaire Study. Evidence Based Medicine and Practice 2015;1:1000e110.

AVALIAÇÃO CRÍTICA DE PESQUISA QUALITATIVA

CAPÍTULO 13

Leonardo Roever

INTRODUÇÃO

Um estudo qualitativo examina as experiências e crenças das pessoas a partir de sua própria perspectiva. Isto pode assumir muitas formas, incluindo entrevistas aprofundadas e grupos focais com análises que tentam identificar os problemas subjacentes.[1-12] A pesquisa qualitativa é definida como um tipo de pesquisa focada nos aspectos qualitativos de uma determinada questão. Isto significa que é capaz de identificar e analisar dados que não podem ser medidos numericamente. Podemos citar como exemplo a observação e análise de sentimentos, percepções, intenções e comportamentos.[1-19]

A pesquisa qualitativa tem como objetivo a obtenção de dados que visem compreender as atitudes, motivações e comportamentos de um determinado grupo de pessoas. Objetiva entender o problema do ponto de vista desse grupo em questão. É importante perceber que é um tipo de investigação que considera apenas aspectos subjetivos que não podem ser traduzidos em números. No entanto, vale a pena observar que a partir desta pesquisa pode ser criada uma hipótese. E isto pode ser testado usando pesquisa quantitativa.[1-19]

Os resultados deste tipo de pesquisa não são apresentados por recursos estatísticos. Nesta pesquisa, os dados obtidos não são, portanto, tabulados para obter resultados. Eles são apresentados por meio de relatórios que enfocam as visões dos entrevistados.[1-19]

Vantagens da pesquisa qualitativa:

- Tem um caráter mais exploratório e leva a uma maior reflexão para analisar os resultados.
- Valoriza os aspectos emocional, intelectual e social do público-alvo, pois levam em consideração opiniões, sentimentos, atitudes, comentários, aprendizado etc.
- Ser exploratório auxilia na compreensão detalhada de todas as informações.

- Permite a formulação de hipóteses antes da coleta de dados e permite a comparação desta após a análise do material pesquisado.
- Permite maior contato com o público-alvo e a investigação do meio ambiente.

Diversos formatos podem ser usados para coleta de dados nesta pesquisa. Por exemplo, temos: questionários; entrevistas; pesquisas de opinião; observações diretas com o grupo estudado; estudo de caso de pessoas que pertencem ao grupo pesquisado entre outros.[11-19]

As citações verbais dos participantes podem ser usadas para ilustrar esses tópicos. A Tabela 13-1 mostra as listas de verificação necessárias para fazer uma análise crítica da pesquisa qualitativa.[1-19]

Tabela 13-1. Questões para Avaliação Crítica[1-19]

Questões de avaliação	Sim	Não	Não se aplica	Observação
O estudo aborda uma questão/hipótese claramente focada (Cenário? Perspectiva? Intervenção ou Comparador de Fenômenos/ controle [se houver]? Avaliação/Exploração?)				
O artigo descreveu um problema clínico importante abordado por meio de uma pergunta claramente formulada?				
Houve uma declaração clara dos objetivos da pesquisa? (Qual foi o objetivo da pesquisa? Por que isso foi considerado importante? Sua relevância)				
Uma metodologia qualitativa é apropriada? (Se a pesquisa busca interpretar ou iluminar as ações e/ou experiências subjetivas dos participantes da pesquisa)				
A pesquisa qualitativa é a metodologia correta para abordar o objetivo da pesquisa?. A pesquisa busca compreender ou iluminar as experiências e/ ou visões dos participantes				
A escolha do método qualitativo é apropriada? (É uma exploração de, por exemplo, comportamento/raciocínio/crenças)? Os autores discutem como decidiram qual método usar?				

Tabela 13-1. *(Cont.)* Questões para Avaliação Crítica[1-19]

Questões de avaliação	Sim	Não	Não se aplica	Observação
O *design* da pesquisa foi apropriado para abordar os objetivos da pesquisa? (Se o pesquisador justificou o desenho da pesquisa [por exemplo, eles discutiram como decidiram qual método usar])?				
A estratégia de amostragem está claramente descrita e justificada? Está claro como os participantes foram selecionados? Os autores explicam por que selecionaram esses participantes em particular? Informações detalhadas são fornecidas sobre as características dos participantes e sobre aqueles que escolheram não participar?				
A estratégia de recrutamento foi adequada aos objetivos da pesquisa? (Se o pesquisador tiver explicado como os participantes foram selecionados; Se eles explicaram por que os participantes selecionados foram os mais adequados para fornecer acesso ao tipo de conhecimento procurado pelo estudo; Se houver alguma discussão sobre recrutamento [por exemplo, por que algumas pessoas escolheram não participar]).				
Os dados foram coletados de maneira a abordar a questão da pesquisa? (Se a definição da coleta de dados for justificável; Se estiver claro como os dados foram coletados [por exemplo, grupo focal, entrevista semiestruturada etc.] Se o pesquisador justificou os métodos escolhidos; Se o pesquisador tornou os métodos explícitos [por exemplo, para o método de entrevista, há uma indicação de como as entrevistas foram conduzidas ou elas usaram um guia de tópicos]? Se os métodos foram modificados durante o estudo. Em caso afirmativo, o pesquisador explicou como e por quê? Se a forma dos dados for clara [por exemplo, gravações em fita, material de vídeo, anotações etc.] Se o pesquisador tiver discutido a saturação dos dados).				

(Continua.)

Tabela 13-1. *(Cont.)* Questões para Avaliação Crítica[1-19]

Questões de avaliação	Sim	Não	Não se aplica	Observação
A relação entre pesquisador e participantes foi adequadamente considerada? (Se o pesquisador examinou criticamente seu próprio papel, potencial viés e influência durante (a) Formulação das questões de pesquisa (b) Coleta de dados, incluindo recrutamento de amostra e escolha do local, como o pesquisador respondeu aos eventos durante o estudo e se eles consideraram as implicações de quaisquer mudanças no desenho da pesquisa).				
A estratégia de amostragem foi claramente definida e justificada? O método de amostragem (tanto para os sujeitos quanto para o cenário) foi adequadamente descrito? Os pesquisadores estudaram o intervalo mais útil ou produtivo de indivíduos e configurações relevantes para sua pergunta? As características dos sujeitos foram definidas? Está claro por que alguns participantes optaram por não participar?				
O método de coleta de dados é bem descrito? O cenário era apropriado para coleta de dados? Está claro quais métodos foram usados para coletar dados? Tipo de método (por exemplo, grupos focais, entrevistas, questionário aberto etc.) e ferramentas (por exemplo, notas, áudio, gravação audiovisual). Há detalhes suficientes dos métodos utilizados (por exemplo, como foram gerados quaisquer tópicos/questões e se foram testados; se a observação foi usada, se o contexto foi descrito e foram feitas observações em uma variedade de circunstâncias? Os métodos foram modificados durante o estudo? Se SIM, isso é explicado? Existe triangulação de dados (ou seja, mais de uma fonte de coleta de dados)? Os autores relatam atingir saturação de dados? Os métodos usados para coleta de dados foram descritos com detalhes suficientes? Foi mais de um método? Os métodos utilizados foram confiáveis e verificáveis de forma independente (por exemplo, fitas de áudio, fitas de vídeo, notas de campo)? As observações foram tomadas em uma variedade de circunstâncias (por exemplo, em diferentes momentos)?				

Tabela 13-1. *(Cont.)* Questões para Avaliação Crítica[1-19]

Questões de avaliação	Sim	Não	Não se aplica	Observação
Quais métodos o pesquisador usou para analisar os dados e quais medidas de controle de qualidade foram implementadas? Como foram os temas e conceitos derivados dos dados? Mais de um pesquisador realizou a análise e qual método foi usado para resolver diferenças de interpretação? Os resultados negativos ou discrepantes foram completamente resolvidos ou simplesmente ignorados?				
O relacionamento entre o(s) pesquisador(es) e os participantes foi explorado? (O pesquisador relatou criticamente examinar/refletir sobre seu papel e qualquer relacionamento com os participantes, particularmente em relação à formulação de questões de pesquisa e coleta de dados). Alguma relação de poder em potencial estava envolvida (isto é, relacionamentos que pudessem influenciar a maneira como os participantes respondem)?				
As questões éticas são explicitamente discutidas? Existe informação suficiente sobre como a pesquisa foi explicada aos participantes? A aprovação ética foi procurada? Há algum problema de confidencialidade em potencial em relação à coleta de dados?				
A relação entre o(s) pesquisador(es) e o(s) participante(s) foi explícita(s). Qual foi a perspectiva dos pesquisadores? O pesquisador examinou criticamente seu próprio papel, viés e influência em potencial? Ficou claro onde os dados foram coletados e por que esse cenário foi escolhido? Como a pesquisa foi explicada aos participantes? Confidencialidade, ética, implicações e consequências para os resultados da pesquisa para todos os itens anteriores.				
O processo de análise/interpretação de dados é descrito e justificado? Está claro como os temas e conceitos foram identificados nos dados? A análise foi realizada por mais de um pesquisador? Os resultados negativos/discrepantes são levados em conta?				

(Continua.)

Tabela 13-1. *(Cont.)* Questões para Avaliação Crítica[1-19]

Questões de avaliação	Sim	Não	Não se aplica	Observação
As descobertas são credíveis? Existem dados suficientes para apoiar os resultados? As sequências dos dados originais são apresentadas (por exemplo, citações) e foram selecionadas de forma justa? Os dados são ricos (ou seja, as vozes dos participantes são colocadas em primeiro plano)? As explicações para os resultados são plausíveis e coerentes? Os resultados do estudo são comparados aos de outros estudos? As sequências dos dados originais foram incluídas no artigo (por exemplo, cotação direta)? É possível determinar a fonte dos dados apresentados (por exemplo, numeração de extratos)? Quanto da informação coletada está disponível para avaliação independente? As explicações apresentadas são plausíveis e coerentes?				
Os autores identificaram alguma limitação? As conclusões são as mesmas no resumo e no texto completo?				
Que conclusões foram tiradas e são justificadas pelos resultados? Em particular, explicações alternativas para os resultados foram exploradas?				
Que conclusões foram tiradas e são justificadas pelos resultados? Em particular, explicações alternativas para os resultados foram exploradas?				
Até que ponto as descobertas do estudo são transferíveis para outros contextos clínicos?				
Os sujeitos do estudo eram semelhantes em aspectos importantes aos seus próprios pacientes?				
O contexto é semelhante à sua própria prática?				
Conflitos de interesse são declarados?				

Para avaliar a qualidade metodológica geral do estudo, utilize o cálculo:

Total de perguntas ——————— 100%
Total de respostas positivas ———— X
X =

Observação: Quando a resposta for **não se aplica**, a mesma deve ser desconsiderada na soma do total de perguntas respondidas.

Sendo os resultados:

- **Alta qualidade (≥ 80%):** a maioria dos critérios foi atendida. Pouco ou nenhum risco de viés.

- **Aceitável (≥ 50 e < 80%):** a maioria dos critérios foi atendida. Algumas falhas no estudo com um risco associado de viés.

- **Baixa qualidade (< 50%):** a maioria dos critérios não foi atendida, ou falhas significativas relacionadas com aspectos-chave do desenho do estudo.

O conhecimento desta metodologia, assim como sua aplicação, pode beneficiar seu paciente.

REFERÊNCIAS BIBLIOGRÁFICAS

1. Guyatt G, Meade MO, Cook DJ, Rennie D (eds.) Users' Guides to the Medical Literature: A Manual for Evidence-based Clinical Practice. 3rd Ed. New York: McGraw Hill Companies; 2014.
2. Sackett DL, Richardson WS, Rosemberg WS, Rosenberg W, Haynes BR. Evidence-Based Medicine: how to practice and teach EBM. Churchill Livingstone; 2010.
3. Critical Appraisal Skills Programme (CASP), Public Health Resource Unit, Institute of Health Science, Oxford.
4. Healthcare Improvement Scotland. Critical appraisal notes and checklists. [Online] Disponível em: https://www.sign.ac.uk/checklists-and-notes.
5. Centre for Evidence-Based Medicine. Critical Appraisal tools. [Online] Available from: https://www.cebm.net/2014/06/critical-appraisal/
6. Specialist Unit for Review Evidence (SURE). Questions to assist with the critical appraisal of qualitative studies. [Online] Disponível em: http://www.cardiff.ac.uk/insrv/libraries/sure/doc/SURE_Qualitative_checklist_2015%20update.pdf.
7. Specialist Unit for Review Evidence (SURE). Questions to assist with the critical appraisal of qualitative studies. Disponível em: http://www.cardiff.ac.uk/insrv/libraries/sure/doc/SURE_RCT_Checklist_2013.pdf.
8. Department of General Practice University of Glasgow. Critical Appraisal Checklist For An Article On Qualitative Research. [Online] Disponível em: https://www.gla.ac.uk/media/Media_64038_smxx.PDF
9. Jeanfreau SC, Jack Jr L. Appraising Qualitative Research in Health Education: Guidelines for Public Health Educators. Health Promot Pract. 2010;11(5):612–617.
10. Letts L, Wilkins S, Law M, Stewart D, Bosch J, Westmorland M. Guidelines for Critical Review Form: Qualitative Studies (Version 2.0) [Online] Qualitative

Review Form Guidelines, 2007. Disponível em: http://srs-mcmaster.ca/wp-content/uploads/2015/05/Guidelines-for-Critical-Review-Form-Qualitative-Studies.pdf.
11. Dixon-Woods M, Sutton A, Shaw R, Miller T, Smith J, Young B et al. Appraising qualitative research for inclusion in systematic reviews: a quantitative and qualitative comparison of three methods. J Health Serv Res Policy. 2007;12(1):42-47.
12. Hannes K. Chapter 4: Critical appraisal of qualitative research. In: Noyes J, Booth A, Hannes K, Harden A, Harris J, Lewin S et al. (eds). Supplementary Guidance for Inclusion of Qualitative Research in Cochrane Systematic Reviews of Interventions. Version 1 (updated August 2011). Cochrane Collaboration Qualitative Methods Group, 2011. Disponível em: http://cqrmg.cochrane.org/supplemental-handbook-guidance.
13. Barnett-Page E. Methods for the synthesis of qualitative research: a critical review. BMC Med Res Methodol. 2009;9:59.
14. Centre for Reviews and Dissemination. Systematic reviews. CRD's guidance for undertaking reviews in health care. University of York; 2009.
15. Dixon-Woods M, Agarwal S, Young B, Jones D, Sutton A. Integrative approaches to qualitative and quantitative evidence. London: Health Development Agency; 2004.
16. Finlayson KW, Dixon A. Qualitative metasynthesis: a guide for the novice. Nurse Researcher. 2008;15(2):59-71.
17. Finfgeld DL. Meta-synthesis: the state of the art - so far. Qualitative Health Research. 2003;13(7):893-904.
18. Kuper A, Lingard L, Levinson W. Critically appraising qualitative research. BMJ. 2008;337(73):a1035.
19. Aynsley S. Critical Appraisal: Qualitative. [Online] Disponível em: http://www.londonlinks.nhs.uk/groups/clinical-librarians-information-skills-trainers-group/clist/trainers-toolkit/Qualitative_Research_June_12.pdf.

AVALIAÇÃO CRÍTICA DE ESTUDOS DE DIAGNÓSTICO

CAPÍTULO 14

Leonardo Roever ▪ Angélica Lemos Debs Diniz
Maria Laura Rodrigues Uggioni ▪ Fábio Rosa Silva
Maria Inês Rosa

INTRODUÇÃO

Ser capaz de avaliar um teste de diagnóstico não é uma tarefa fácil. Os testes diagnósticos são ferramentas valiosas usadas para distinguir pacientes com uma doença e aqueles que não têm. É essencial poder avaliar criticamente artigos publicados em um teste de diagnóstico. A lista de perguntas apresentada neste capítulo pode ajudá-lo a apreciar e compreender melhor os estudos de diagnóstico.[1-14] Esse tipo de estudo avalia a acurácia de um teste diagnóstico, que pode ser de exames laboratoriais ou de imagem, exames histológicos, conjunto de sinais e sintomas para o diagnóstico do desfecho estudado, visando buscar testes mais acessíveis tanto economicamente, como menos invasivos para serem utilizados no diagnóstico de patologias ou prognóstico das mesmas.

Ao se avaliar o desempenho dos testes diagnósticos, primeiramente deve-se estabelecer um critério de positividade e definir dois grupos de pacientes: um que sabidamente tenha o desfecho em avaliação da doença e outro grupo que não apresente o desfecho. A diferenciação entre o grupo doente e o grupo-controle é, geralmente, determinada pelo teste ou procedimento de referência denominado padrão-ouro (*gold standard*).[15]

A avaliação do desempenho do teste em estudo (sempre será comparado ao padrão ouro) é realizada principalmente com a análise da sensibilidade e a especificidade que leva em conta os verdadeiro-positivos, verdadeiro-negativos, falso-positivos e falso-negativos. A sensibilidade é a taxa de verdadeiros positivos, entre todos os doentes. Enquanto a especificidade é a taxa de verdadeiros negativos, entre todos os sadios.[16] A sensibilidade e a especificidade estão atributos do teste, enquanto os valores preditivos variam com a prevalência da doença. O valor preditivo negativo é a proporção de verdadeiro-negativos entre os que apresentam o teste negativo, enquanto o valor preditivo positivo é a proporção de verdadeiro-positivos entre os que apresentam o teste positivo. A razão de verossimilhança (*Likelihood ratio*) diz respeito a uma probabilidade que descreve quantas vezes uma pessoa com a doença é mais suscetível a receber um resultado de exame (positivo ou negativo) para o determinado desfecho avaliado pelo teste em análise.[17,18]

A curva ROC (análise de *Receiver Operating Characteristic*) relaciona os valores de sensibilidade e a especificidade (sensibilidade no eixo das ordenadas e a taxa de falso-positivos [1 – especificidade] no eixo das abscissas). Foi desenvolvida, em 1950, para análise de detecção de sinal, aferindo a *performance* em termos de pares de sensibilidade (Se) e 1-Sp para cada valor observado da variável discriminatória, em formato gráfico, estabelecendo um limiar (ponto de corte) para diferenciar entre os dois grupos. Independe de unidade de medida – permite comparabilidade de *performances*. Essa curva apresenta como principal estatística a área sob a curva (do inglês, *Area Under a Curve* ou AUC), sendo desejável um valor de AUC igual ao valor de 1 (teste perfeito) e distante de 0,5 (piores testes), sendo a avaliação dividida da seguinte forma: excelente: $\geq 0,97$; muito boa: 0,93-0,96; boa: 0,75-0,92; e razoável: $< 0,75$.[19]

Um modelo de demonstração dos dados a serem analisados é a tabela de contingência ou a tabela 2 × 2 (Tabela 14-1). Nela estão dispostos os valores de testes verdadeiros positivos, falsos positivos, falsos negativos e verdadeiros negativos, com os quais é possível a realização de diversos cálculos, como o de sensibilidade, a especificidade e a prevalência.[20]

Tabela 14-1. Disposição de Dados na Tabela 2 x 2

	Padrão-ouro +	Padrão-ouro –	Total
Teste em estudo +	Verdadeiro-positivo (a)	Falso-positivo (b)	a + b
Teste em estudo –	Falso-negativo (c)	Verdadeiro-negativo (d)	c + d
Total	a + c	b + d	a + b + c + d
Fórmulas estatísticas:			

Sensibilidade: a/(a + c)

Especificidade: d/(b + d)

Razão de verossimilhança positiva (RV +): sensibilidade/ (1 – especificidade)

Razão de verossimilhança negativa (RV-): (1 – especificidade)/sensibilidade

Valor preditivo positivo (VPP): a/(a + b)

Valor preditivo negativo (VPN): d/(c + d)

Tabela 14-1. *(Cont.)* Disposição de Dados na Tabela 2 x 2

Fórmulas estatísticas:
Prevalência (probabilidade pré-teste): (a + c)/(a + b + c + d)
Chance: probabilidade/(1 − probabilidade)
Chance pré-teste: prevalência/(1 − prevalência)
Chance pós-teste: chance pré-teste × Razão de verossimilhança
Probabilidade: chance/(chance + 1)
Probabilidade pós-teste: chance pós-teste/(chance pós-teste + 1)
Acurácia: (a + b)/(a + b + c + d)
Fração de verdadeiro-positivos: total de exames positivos em doentes
Fração de falso-positivos: total de exames positivo em não doentes
Razão de chances de diagnóstico: RV + /RV- = (a/c)/(b/d)
Eficácia de diagnóstico (ED): (a + b)/(a + b + c + d)
Índice de Youden: (sensibilidade + especificidade) − 1

Adaptada de Goulart & Chiari, 2007.[20]

A Tabela 14-2 mostra as listas de verificação necessárias para fazer uma análise crítica de um artigo de estudo de caso.[1-20]

Tabela 14-2. Questões para Avaliação Crítica[1-20]

Questões de avaliação	Sim	Não	Não se aplica	Observação
Houve uma pergunta clara para o estudo abordar? Uma pergunta deve incluir informações sobre: população, teste, cenário e resultados. Uma sequência consecutiva ou seleção aleatória de pacientes é registrada. Exclusões inadequadas são evitadas. Isto inclui pacientes e configurações que correspondem à pergunta principal.				
O teste de diagnóstico foi avaliado em um espectro representativo de pacientes (como aqueles em quem seria usado na prática)? O padrão de referência foi aplicado independentemente do resultado do teste de diagnóstico?				

(Continua.)

Tabela 14-2. *(Cont.)* Questões para Avaliação Crítica[1-20]

Questões de avaliação	Sim	Não	Não se aplica	Observação
O teste (ou agrupamento de testes) foi validado em um segundo grupo independente de pacientes?				
Os resultados válidos deste estudo diagnóstico são importantes?				
Todos os pacientes receberam o teste de diagnóstico e o padrão de referência?				
Ambos foram recebidos independentemente dos resultados do teste de interesse? Verifique a Tabela 2 × 2 (viés de verificação) (Tabela 14-1)				
O padrão de referência foi aplicado independentemente do resultado do teste de índice?				
O teste de diagnóstico está disponível, acessível, preciso e preciso em sua configuração?				
Os resultados do teste de índice foram interpretados sem conhecimento dos resultados do padrão de referência. Se um limite for usado, ele será pré-especificado. O teste do índice, sua conduta e sua interpretação são similares àqueles usados na prática com a população-alvo da diretriz?				
Existe um intervalo apropriado entre o teste de índice e o padrão de referência? Todos os pacientes recebem o mesmo padrão de referência? Todos os pacientes recrutados para o estudo estão incluídos na análise?				
As características do teste são apresentadas? Qual é a medida? O que isso significa? Você pode gerar uma estimativa clinicamente sensata da probabilidade pré-teste de seu paciente (por experiência pessoal, estatísticas de prevalência, bancos de dados de prática ou estudos primários)?				
Os pacientes do estudo são semelhantes aos seus? É improvável que as possibilidades ou probabilidades da doença tenham mudado desde que as evidências foram coletadas?				

Tabela 14-2. *(Cont.)* Questões para Avaliação Crítica[1-20]

Questões de avaliação	Sim	Não	Não se aplica	Observação
Houve uma comparação cega independente entre o teste de índice e um padrão de referência apropriado ("ouro") de diagnóstico?				
O padrão de referência provavelmente identificará corretamente a condição de destino. Os resultados padrão de referência são interpretados sem o conhecimento dos resultados do teste de índice. A condição-alvo, conforme definida pelo padrão de referência, corresponde à encontrada na população-alvo da diretriz?				
Os resultados do teste poderiam ter sido influenciados pelos resultados do padrão de referência? Houve cegamento dos avaliadores?				
Os testes foram realizados de forma independente (viés de revisão)?				
Os métodos para realizar o teste foram descritos com detalhes suficientes para permitir a replicação?				
O estado da doença da população testada é claramente descrito? • Apresentando sintomas • Estágio ou gravidade da doença • Comorbidade • Diagnóstico diferencial (polarização do espectro)				
Os métodos para realizar o teste foram descritos com detalhes suficientes. Foi seguido um protocolo?				
Quais são os resultados? A sensibilidade e especificidade e/ou razão de verossimilhança são apresentadas?				
Os resultados são apresentados de tal forma que podemos resolvê-los?				
Quão seguros estamos sobre os resultados? Consequências e custo das alternativas realizadas? Eles poderiam ter ocorrido por acaso? Existem limites de confiança? O que eles são?				

(Continua.)

Tabela 14-2. *(Cont.)* Questões para Avaliação Crítica[1-20]

Questões de avaliação	Sim	Não	Não se aplica	Observação
Os resultados podem ser aplicados aos seus pacientes/população de interesse? Você acha que seus pacientes/população são tão diferentes daqueles no estudo que os resultados não podem ser aplicados? Tais como idade, sexo, etnia e preconceito de espectro				
O teste pode ser aplicado ao seu paciente ou população de interesse? Recursos e custos de oportunidade, nível e disponibilidade de conhecimentos necessários para interpretar os testes prática atual e disponibilidade de serviços				
As probabilidades pós-teste resultantes afetarão seu gerenciamento e ajudarão seu paciente?				
Você poderia passar por um limite de tratamento de teste? Seu paciente seria um parceiro disposto a realizá-lo?				
Todos os resultados foram importantes para o indivíduo ou população considerados?				
O conhecimento do resultado do teste melhorará o bem-estar do paciente?				
O conhecimento do resultado do teste levará a uma mudança no gerenciamento do paciente?				
Qual seria o impacto do uso desse teste em seus pacientes/população?				
Quão bem foi o estudo feito para minimizar o viés?				
Qual é a sua avaliação da aplicabilidade deste estudo para nossa população-alvo? As consequências do teste ajudariam seu paciente?				

Para avaliar a qualidade metodológica geral do estudo, utilize o cálculo:

Total de perguntas ——————— 100%
Total de respostas positivas ———— X
X =

Observação: Quando a resposta for **não se aplica**, a mesma deve ser desconsiderada na soma do total de perguntas respondidas.

Sendo os resultados:

- **Alta qualidade** (≥ **80%**): a maioria dos critérios foi atendida. Pouco ou nenhum risco de viés.
- **Aceitável** (≥ **50 e** < **80%**): a maioria dos critérios foi atendida. Algumas falhas no estudo com um risco associado de viés.
- **Baixa qualidade** (< **50%**): a maioria dos critérios não foi atendida, ou falhas significativas relacionadas com aspectos-chave do desenho do estudo.

REFERÊNCIAS BIBLIOGRÁFICAS

1. Manikandan R, Dorairajan LN. How to appraise a diagnostic test. Indian J Urol. 2011;27:513-519.
2. Leeflang MM, Deeks JJ, Gatsonis C, Bossuyt PM, Cochrane Diagnostic Test Accuracy Working Group. Systematic reviews of diagnostic test accuracy. Ann Intern Med. 2008;149:889-897.
3. Eusebi P. Diagnostic accuracy measures. Cerebrovasc Dis. 201336:267-272.
4. Centre for Evidence-Based Medicine, University of Oxford, 2010. Diagnostic Study Appraisal Worksheet. [Online] Disponível em: http://www.cebm.net/wp-content/uploads/2014/04/diagnostic-study-appraisal-worksheet.pdf
5. Casp International. Disponível em: http://www.caspinternational.org/
6. Roever L. Critical Appraisal of a Diagnostic Test Study. Evidence Based Medicine and Practice. 2015,1:1.
7. Critical Appraisal Skills Programme (CASP). 12 questions to help you make sense of a diagnostic test study. Diagnostic Test Study Checklist 31.05.13 [Online]. Disponível em: http://media.wix.com/ugd/dded87_3815f02af1b34c21b8c3b2b5020024c3.pdf
8. Koffijberg H, van Zaane B, Moons KGM. From accuracy to patient outcome and cost-effectiveness evaluations of diagnostic tests and biomarkers: an exemplary modelling study. BMC Med Res Methodol. 2013;13:12.
9. Montori VM, Wyer P, Newman TB, Keitz S, Guyatt G, Evidence-Based Medicine Teaching Tips Working Group. Tips for learners of evidence-based medicine: 5. The effect of spectrum of disease on the performance of diagnostic tests. CMAJ. 2005;173:385-390.
10. Altman DG, Bland JM. Diagnostic tests. 1: Sensitivity and specificity. BMJ. 1994;308:1552.
11. Altman DG, Bland JM. Diagnostic tests 2: Predictive values. BMJ. 1994;309:102.
12. Deeks JJ, Altman DG. Diagnostic tests 4: likelihood ratios. BMJ. 2004;329:168-169.
13. Roever L. Critical Appraisal of a Diagnostic Test Study. Evidence Based Medicine and Practice. 2015;1:e104.

14. Buehler AM, Figueró M, Moreira FR, Cavalcanti AB, Sasse A, Berwanger O. Diretrizes metodológicas: elaboração de revisão sistemática e meta-análise de estudos diagnósticos de acurácia. Brasília: Ministério da Saúde. 2012.
15. Nunes AA, Martinez EZ, Ana LW, Pazin-Filho A, Coelho EB, de Mello LM. Testes diagnósticos contexto da avaliação de tecnologias em saúde: abordagens, métodos e interpretação. Medicina (Ribeirão Preto. Online). 2015;48(1):8-18.
16. Martinez EZ, Louzada Neto F, Pereira BB. A curva ROC para testes diagnósticos. Cadernos de Saúde Coletiva. 2003;11(1):7-31.
17. Glas AS, Lijmer JG, Prins MH, Bonsel GJ, Bossuyt PM. The diagnostic odds ratio: a single indicator of test performance. J Clin Epidemiol. 2003;56(11):1129-35.
18. Deeks JJ, Altman DG. Diagnostic tests 4: likelihood ratios. BMJ. 2004;329(7458):168-169.
19. Hulley SB, Cummings SR, Browner WS, Grady D, Hearst N, Newman TB. Delineando a pesquisa clínica: uma abordagem epidemiológica. 3ª ed. Porto Alegre: Artmed; 2008.
20. Goulart BNGD, Chiari BM. Testes de rastreamento x testes de diagnóstico: atualidades no contexto da atuação fonoaudiológica. Pró-Fono Revista de Atualização Científica. 2007;19(2):223-232.

TIPOS DE VIÉS NOS ESTUDOS DE ACURÁCIA DO TESTE DE DIAGNÓSTICO

CAPÍTULO 15

Leonardo Roever

INTRODUÇÃO

A qualidade da avaliação dos estudos de acurácia diagnóstica é determinada por seu desenho, os métodos pelos quais a amostra do estudo é recrutada, os testes envolvidos, cegando no processo de interpretação dos testes e estudando a integridade do relatório. A Tabela 15-1 destaca os principais tipos de viés que podem ocorrer em estudos de acurácia diagnóstica.[1-9]

Tabela 15-1. Principais Tipos de Viés que Podem Ocorrer em Estudos de Acurácia Diagnóstica[1-9]

	Tipo de viés	Quando isso ocorre?	Impacto na precisão	Medidas preventivas
Pacientes/ Sujeitos	Viés de seleção	Quando os pacientes elegíveis não são inscritos consecutivamente ou aleatoriamente	Normalmente leva à superestimação de precisão	Considere todos os pacientes elegíveis e inscreva-se consecutivamente ou aleatoriamente
	Viés de espectro	Quando incluídos pacientes que não representam o espectro pretendido de gravidade para a condição de destino ou condições alternativas	Depende de qual fim do espectro da doença pacientes incluídos representam	Assegure-se de que os pacientes incluídos representam uma ampla amostra daqueles que o teste é destinado para uso em prática clínica

(Continua.)

Tabela 15-1. *(Cont.)* Principais Tipos de Viés que Podem Ocorrer em Estudos de Acurácia Diagnóstica[1-9]

	Tipo de viés	Quando isso ocorre?	Impacto na precisão	Medidas preventivas
Teste de índice	Viés de informação	Quando os resultados do índice são interpretados com conhecimento dos resultados do teste de referência, ou com mais (ou menos) informação do que em prática	Normalmente leva à superestimação de precisão, menos informação clínica é fornecida do que na prática, o que pode resultar em uma subestimação de precisão	Os resultados dos testes de índice devem ser interpretados sem conhecimento dos resultados do teste de referência, ou com mais (ou menos) informação do que em prática
Teste de referência	Viés de classificação incorreta	Quando o teste de referência não classificar corretamente os pacientes com condição-alvo	Depende se o teste de referência e índice cometerem os mesmos erros	Certifique-se de que a referência classifica corretamente os pacientes dentro da condição-alvo
	Viés de verificação parcial	Quando um conjunto não aleatório de pacientes não é submetido a teste de referência	Normalmente leva à superestimação da sensibilidade, efeito na especificidade varia	Garantir que todos os pacientes passaram tanto pelo teste de referência quando pelo teste de índice
Análise de dados	Doença/condição viés de progressão	Execute o referência e índice com atraso mínimo. Quando a condição dos pacientes muda entre administrar o índice e teste de referência	Sub ou superestimação de precisão, dependendo da mudança de condição nos pacientes	Idealmente ao mesmo tempo prático

TIPOS DE VIÉS NOS ESTUDOS DE ACURÁCIA DO TESTE DE DIAGNÓSTICO

Tabela 15-1. *(Cont.)* Principais Tipos de Viés que Podem Ocorrer em Estudos de Acurácia Diagnóstica[1-9]

	Tipo de viés	Quando isso ocorre?	Impacto na precisão	Medidas preventivas
Análise de dados	Viés de verificação diferencial	Quando um conjunto não aleatório de pacientes é verificado com um segundo ou terceiro teste de referência, especialmente quando esta seleção depende do resultado do teste do índice	Normalmente leva à superestimação de precisão	Garantir que todos os pacientes passaram tanto pelo teste de referência quanto pelo teste de índice
	Viés de informação	Quando os dados do teste de referência são interpretados com o conhecimento dos resultados do teste de índice	Normalmente leva à superestimação de precisão	Normalmente leva à superestimação de precisão
	Viés de incorporação	Quando o teste de índice é incorporado em um (composto) teste de referência	Normalmente leva à superestimação de precisão	Certifique-se de que a referência e teste são realizados separadamente
	Dados excluídos	Quando ininterruptos, ou resultados de testes intermediários e as retiradas não estão incluídos na análise	Normalmente leva à superestimação de precisão	Garantir que todos os pacientes que entraram no estudo são contabilizados e que todos os resultados de testes intermediários são explicados

(Continua.)

Tabela 15-1. *(Cont.)* Principais Tipos de Viés que Podem Ocorrer em Estudos de Acurácia Diagnóstica[1-9]

Seleção de pacientes
Foi uma amostra consecutiva ou aleatória de pacientes inscritos?
O *design* de caso-controle foi evitado?
O estudo evitou exclusões inapropriadas?

Testes de índice
Os resultados do teste de índice foram interpretados sem o conhecimento dos resultados do padrão de referência?
Se um limite foi usado, foi pré-especificado?

Padrão de referência/teste
O padrão de referência é capaz de classificar corretamente a condição-alvo?
Os resultados padrão de referência foram interpretados sem conhecimento dos resultados do teste de índice?

Fluxo e Sincronismo
Houve um intervalo adequado entre o teste de índice e o padrão de referência?
Todos os pacientes receberam o mesmo padrão de referência?
Todos os pacientes foram incluídos na análise?
Conflitos de interesse são declarados?

Para avaliar a qualidade metodológica geral do estudo, utilize o cálculo:

Total de perguntas ——————— 100%
Total de respostas positivas ———— X
X =

Observação: Quando a resposta for **não se aplica**, a mesma deve ser desconsiderada na soma do total de perguntas respondidas.

Sendo os resultados:

- **Alta qualidade ($\geq$ 80%):** a maioria dos critérios foi atendida. Pouco ou nenhum risco de viés.
- **Aceitável ($\geq$ 50 e < 80%):** a maioria dos critérios foi atendida. Algumas falhas no estudo com um risco associado de viés.
- **Baixa qualidade (< 50%):** a maioria dos critérios não foi atendida, ou falhas significativas relacionadas com aspectos-chave do desenho do estudo.

O conhecimento desta metodologia, assim como sua aplicação, pode beneficiar seu paciente.

REFERÊNCIAS BIBLIOGRÁFICAS
1. Roever L. Types of Bias in Studies of Diagnostic Test Accuracy. Evidence Based Medicine and Practice. 2016;1:e113.
2. White S, Schultz T, Enuameh YAK. Synthesizing evidence of diagnostic accuracy. Philadelphia: Lippincott Williams & Wilkins; 2011.
3. Reitsma JB, Rutjes A, Whiting P, Vlassov V, Leeflang M, Deeks J. Chapter 9: Assessing methodological quality. Cochrane Handbook for Systematic Reviews of Diagnostic Test Accuracy; 2009.
4. Bossuyt P, Reitsma J, Bruns D, Gatsonis C, Glasziou P, Irwig LM et al. Towards complete and accurate reporting of studies of diagnostic accuracy: He STARD initiative. BMJ. 2003;326(7379):41-4.
5. Meyer G. Guidelines for reporting information in studies of diagnostic accuracy: He STARD initiative. J Pers Assess. 2003;81:191-193.
6. The Joanna Briggs Institute Critical Appraisal tools for use in JBI Systematic Reviews Checklist for Diagnostic Test Accuracy Studies. [Online] Disponível em: https://joannabriggs.org/sites/default/files/2019-05/JBI_Critical_Appraisal-Checklist_for_Diagnostic_Test_Accuracy_Studies2017_0.pdf
7. Guyatt G, Meade MO, Cook DJ, Rennie D (eds.) Users' Guides to the Medical Literature: A Manual for Evidence-based Clinical Practice. 3rd Ed. New York: McGraw Hill Companies; 2014.
8. Sackett DL, Richardson WS, Rosemberg WS, Rosenberg W, Haynes BR. Evidence-Based Medicine: how to practice and teach EBM. Churchill Livingstone; 2010.
9. Schmidt RL, Factor RE. Understanding sources of bias in diagnostic accuracy studies. Arch Pathol Lab Med. 2013;137:558-565.

AVALIAÇÃO CRÍTICA DE ESTUDOS DE CASO-CONTROLE

CAPÍTULO 16

Leonardo Roever

INTRODUÇÃO
Trata-se de uma pesquisa em que os participantes são selecionados entre indivíduos que já possuem a doença (casos) e entre indivíduos que não a possuem (controles); em cada um desses dois grupos, verifica-se o número de indivíduos expostos a algum fator de risco. O objetivo é verificar a possível associação causal entre exposição a fatores de risco e doença em estudo. Se o fator estiver associado à doença, a razão entre os casos será maior que a mesma proporção entre os controles. Este tipo de estudo tem grande aplicação para as avaliações, pois a doença é relativamente pouco frequente, e o tempo decorrido entre exposição ao risco e evidência de seu efeito é longo. Estudos de caso-controle têm uma ética limitada, não há intervenção ou observação prospectiva de exposições ao risco.[1-7]

SELEÇÃO DE PARTICIPANTES
Seleção de Casos
A localização dos casos e controles depende das características da doença em estudo. Os casos podem ser identificados em hospitais, clínicas especializadas ou serviços de saúde (por exemplo, casos de insuficiência cardíaca). É possível fazer uma busca populacional de casos, como os níveis de biomarcadores.[1-7]

Seleção de Controles
A busca por controles deve seguir, como uma diretriz geral, o princípio "se o controle for um caso, ele será encontrado onde os casos estão sendo encontrados". Controles podem ser recrutados em hospitais onde os casos foram obtidos, em a vizinhança de casos, nas mesmas escolas, entre amigos e colegas de trabalho, na população em geral sob esquema probabilístico de amostragem, em qualquer situação haverá vantagens e desvantagens, sempre com possibilidade de resultados enviesados. Os próprios casos podem

ser muito semelhantes em seus comportamentos e costumes, e se o fator de risco estudado estiver relacionado com hábitos, que possam ser comuns entre amigos, não será detectado, o custo de uma dificuldade em obter controles populacionais torna essa abordagem prática. Pode-se detectar o contexto de doenças infecciosas, formas subclínica e clínicas da doença, e a estratégia a ser adotada para selecionar o grupo-controle depende do objetivo da doença. Estudo.[1-7] A Tabela 16-1 mostra as questões para se fazer a avaliação crítica deste tipo de estudo.[1-7]

Tabela 16-1. Questões para Avaliação Crítica[1-7]

Questões de avaliação	Sim	Não	Não se aplica	Observação
O estudo aborda uma questão apropriada e claramente focada (a população estudada, os fatores de risco estudados, se o estudo tentou detectar um efeito benéfico ou prejudicial?)				
Os autores usaram um método apropriado para responder a sua pergunta?				
Um estudo de controle de caso é uma maneira apropriada de responder à questão sob as circunstâncias?				
O resultado é raro ou prejudicial? Abordou a questão do estudo?				
Havia assuntos suficientes (funcionários, equipes, divisões, organizações) no estudo para estabelecer que as descobertas não ocorrim por acaso?				
A seleção de casos e controles foi com base em critérios externos, objetivos e validados?				
Ambos os grupos foram comparáveis no início do estudo?				
Os critérios objetivos e imparciais foram utilizados?				
Existe dragagem de dados?				
Os métodos de medição objetivos e validados são usados para medir o resultado?				
Se não, o resultado foi avaliado por alguém que não estava ciente da tarefa do grupo (ou seja, o avaliador ficou cego)?				

Tabela 16-1. *(Cont.)* Questões para Avaliação Crítica[1-7]

Questões de avaliação	Sim	Não	Não se aplica	Observação
Os casos e controles são tomados de populações comparáveis. Os mesmos critérios de exclusão são usados para ambos os casos e controles?				
Que porcentagem de cada grupo (casos e controles) participou do estudo?				
É feita uma comparação entre participantes e não participantes para estabelecer suas semelhanças ou diferenças?				
Os casos são claramente definidos e diferenciados dos controles. Está claramente estabelecido que os controles são não casos? Os casos foram recrutados de maneira aceitável?				
Estamos procurando viés de seleção que possa comprometer a validade dos resultados. Os casos são definidos com precisão?				
Os casos foram representantes de uma população definida? (Geograficamente e/ou temporalmente?)				
Havia um sistema confiável estabelecido para selecionar todos os casos?				
Eles são incidentes ou prevalentes?				
Há algo de especial nos casos?				
O período do estudo é relevante para a doença/exposição?				
Houve um número suficiente de casos selecionados? Houve um cálculo de força do estudo?				
Medidas foram tomadas para evitar o conhecimento da exposição primária, influenciando a averiguação do caso				
Os controles foram selecionados de maneira aceitável?				
Os representantes de controle da população definida foram (geograficamente e/ou temporalmente)?				

(Continua.)

Tabela 16-1. *(Cont.)* Questões para Avaliação Crítica[1-7]

Questões de avaliação	Sim	Não	Não se aplica	Observação
Havia algo especial sobre os controles?				
A não resposta foi alta? Os não respondentes poderiam ser diferentes de alguma forma?				
Eles são combinados, com base na população ou selecionados aleatoriamente?				
Houve um número suficiente de controles selecionados?				
O estado de exposição é medido de maneira padrão, válida e confiável?				
A exposição foi medida com precisão para minimizar o viés?				
A exposição foi claramente definida e medida com precisão?				
Os autores usaram medidas subjetivas ou objetivas?				
As medidas refletem verdadeiramente o que devem medir? (Eles foram validados?)				
Os métodos de medição foram semelhantes nos casos e controles?				
O estudo incorporou cegamente sempre que viável?				
A relação temporal está correta? (A exposição de interesse precede o resultado?)				
Que fatores de confusão os autores consideraram? (genético, ambiental, socioeconômico)				
Os autores levaram em consideração os potenciais fatores de confusão no projeto e/ou em sua análise (restrição de projeto e técnicas, por exemplo, modelagem de análise estratificada, de regressão ou de sensibilidade para corrigir, controlar ou ajustar fatores de confusão)				
Quais são os resultados deste estudo?				
A análise é apropriada para o *design*?				

Tabela 16-1. *(Cont.)* Questões para Avaliação Crítica[1-7]

Questões de avaliação	Sim	Não	Não se aplica	Observação
Quão forte é a associação entre exposição e resultado (olhe para o *odds ratio*)?				
Os resultados são ajustados para confundir, e talvez a confusão ainda explique a associação?				
O ajuste fez uma grande diferença na OR?				
Os principais potenciais fatores de confusão são identificados e levados em consideração no projeto e na análise. Intervalos de confiança são fornecidos?				
O efeito do tamanho é praticamente relevante?				
Quão precisa é a estimativa do efeito?				
Os intervalos de confiança foram dados?				
Quão bem foi o estudo feito para minimizar o risco de viés ou confusão?				
Levando em consideração considerações clínicas, sua avaliação da metodologia utilizada e o poder estatístico do estudo, você acha que há evidências claras de uma associação entre exposição e desfecho?				
Quão precisos são os resultados?				
Quão precisa é a estimativa de risco? Tamanho do valor P, tamanho dos intervalos de confiança				
Os autores consideraram todas as variáveis importantes?				
Como foi o efeito de sujeitos que se recusaram a participar avaliados?				
Você acredita nos resultados? Grande efeito é difícil de ignorar! Pode ser decorrente do acaso, preconceito ou confusão?				
O *design* e os métodos deste estudo são suficientemente falhos para tornar os resultados pouco confiáveis?				

(Continua.)

Tabela 16-1. *(Cont.)* Questões para Avaliação Crítica[1-7]

Questões de avaliação	Sim	Não	Não se aplica	Observação
Os critérios de Bradford Hills (por exemplo, sequência temporal, gradiente dose-resposta, plausibilidade biológica, consistência) são confiáveis?				
Os resultados podem ser aplicados à população local?				
Os assuntos abordados no estudo podem ser suficientemente diferentes de sua população para causar preocupação. Sua situação local provavelmente difere muito da do estudo?				
Você pode quantificar os benefícios e danos locais?				
Os resultados deste estudo se encaixam com outras evidências disponíveis? Considere todas as evidências disponíveis de ECR, revisões sistemáticas, estudos de coorte e estudos de caso-controle, bem como para consistência				
Poderia haver fatores de confusão que não foram contabilizados?				
Os resultados deste estudo são diretamente aplicáveis ao grupo de pacientes-alvo desta diretriz?				
Os resultados podem ser aplicados à sua organização?				
Conflitos de interesse são declarados?				

Para avaliar a qualidade metodológica geral do estudo, utilize o cálculo:

$$\frac{\text{Total de perguntas}}{\text{Total de respostas positivas}} \quad \frac{100\%}{X}$$

X =

Observação: Quando a resposta for **não se aplica,** a mesma deve ser desconsiderada na soma do total de perguntas respondidas.

Sendo os resultados:

- **Alta qualidade** (≥ **80%**): a maioria dos critérios foi atendida. Pouco ou nenhum risco de viés.
- **Aceitável** (≥ **50 e** < **80%**): a maioria dos critérios foi atendida. Algumas falhas no estudo com um risco associado de viés.
- **Baixa qualidade** (< **50%**): a maioria dos critérios não foi atendida, ou falhas significativas relacionadas com aspectos-chave do desenho do estudo.

O conhecimento desta metodologia, assim como sua aplicação, pode beneficiar seu paciente.

REFERÊNCIAS BIBLIOGRÁFICAS

1. Guyatt G, Meade MO, Cook DJ, Rennie D (eds.) Users' Guides to the Medical Literature: A Manual for Evidence-based Clinical Practice. 3rd Ed. New York: McGrawHill Companies; 2014.
2. Sackett DL, Richardson WS, Rosemberg WS, Rosenberg W, Haynes BR. Evidence-Based Medicine: how to practice and teach EBM. Churchill Livingstone; 2010.
3. Critical Appraisal Skills Programme (CASP), Public Health Resource Unit, Institute of Health Science, Oxford.
4. Healthcare Improvement Scotland. Critical appraisal notes and checklists. [Online] Disponível em: https://www.sign.ac.uk/checklists-and-notes.
5. Critical Appraisal Skills Programme (CASP). 11 questions to help you make sense of case control study. [Online] Disponível em: http://media.wix.com/ugd/dded87_63fb65dd4e0548e2bfd0a982295f839e.pdf.
6. Center for Evidence-Based Management. Critical Appraisal of a Case-Control Study. [Online] Disponível em: www.cebma.org/wp-content/uploads/Critical-Appraisal-Questions-for-a-Case-Control-Study.pdf.
7. Sandven I, Abdelnoor M. Critical appraisal of case-control studies of risk factors or etiology of Hyperemesis gravidarum. Arch Gynecol Obstet. 2010;282(1):1-10.

AVALIAÇÃO CRÍTICA DE ESTUDOS QUASE EXPERIMENTAIS (ESTUDOS EXPERIMENTAIS NÃO RANDOMIZADOS)

Leonardo Roever ▪ Clévia dos Santos Passos

INTRODUÇÃO

Estudos de Quase experimentos são delineamentos de pesquisa que se assemelham ao estudo experimental, no entanto, não têm distribuição aleatória dos sujeitos pelos tratamentos, nem grupos-controle com equivalência garantida. Os tipos de desenho quase experimentais incluem grupos não equivalentes pré-teste e/ou pós-teste, séries temporais interrompidas, atribuição não aleatória.[1-2]

Quando delineamentos randomizados não são possíveis para o desenvolvimento da pesquisa, os quase experimentais se tornam importantes, ou seja, diante da dificuldade ou impossibilidade de realizar uma distribuição aleatória ou aplicação da intervenção, o pesquisador pode organizar o delineamento do estudo próximo do ambiente ideal a ser avaliado, mas é importante salientar que os vieses podem reduzir a validade interna do estudo por causa da falta da distribuição aleatória e, assim, estabelecer menor relação de causa-efeito em comparação ao estudo experimental. Para tanto, é indicado controlar e observar algumas condições que aumentem a validade interna e melhorem as análises de validade externa.[1-3]

A Tabela 17-1 mostra as listas de verificação necessárias para fazer uma análise crítica de um artigo de Estudos Quase Experimentais (estudos experimentais não randomizados).[1-3]

A discussão de casos clínicos é uma ferramenta importante na aprendizagem e aprimoramento do raciocínio clínico, o uso desta avaliação crítica do caso relatado pode melhorar a qualidade científica de tal artigo. É importante que os leitores reconheçam as vantagens e desvantagens das séries de casos.[1-3]

Tabela 17-1. Questões para Avaliação Crítica de Artigo de Estudos Quase Experimentais[1-3]

Questões de avaliação	Sim	Não	Não se aplica	Observação
Está claro no estudo o que é a "causa" e o que é o "efeito" (ou seja, não há confusão sobre qual variável vem primeiro)?				
Os participantes foram incluídos em alguma comparação semelhante?				
Os participantes foram incluídos em quaisquer comparações que recebessem tratamento/ atendimentos semelhantes, além da exposição ou intervenção de interesse?				
Houve um grupo de controle?				
A perspectiva do pesquisador é claramente descrita e levada em conta?				
O acompanhamento foi completo e, caso contrário, as diferenças entre os grupos foram descritas e analisadas de forma adequada?				
Os resultados dos participantes foram incluídos em quaisquer comparações medidas da mesma maneira?				
Os resultados foram medidos de maneira confiável?				
A análise estatística apropriada foi usada?				
Os resultados são credíveis e, em caso afirmativo, são relevantes para a prática?				
Os resultados são fáceis de entender? Foram resultados clinicamente relevantes?				
As conclusões tiradas são justificadas pelos resultados?				
As descobertas do estudo são transferíveis para outras configurações?				
Foi declarado o conflito de interesse?				

Para avaliar a qualidade metodológica geral do estudo, utilize o cálculo:

Total de perguntas ——————— 100%
Total de respostas positivas ————— X
X =

Observação: Quando a resposta for **não se aplica,** a mesma deve ser desconsiderada na soma do total de perguntas respondidas.

Sendo os resultados:

- **Alta qualidade** ($\geq$ **80%**): a maioria dos critérios foi atendida. Pouco ou nenhum risco de viés.
- **Aceitável** ($\geq$ **50 e** < **80%**): a maioria dos critérios foi atendida. Algumas falhas no estudo com um risco associado de viés.
- **Baixa qualidade** (< **50%**): a maioria dos critérios não foi atendida, ou falhas significativas relacionadas com aspectos-chave do desenho do estudo.

O conhecimento desta metodologia, assim como sua aplicação, pode beneficiar seu paciente.

REFERÊNCIAS BIBLIOGRÁFICAS

1. Crombie, The Pocket Guide to Critical Appraisal; the critical appraisal approach used by the Oxford Centre for Evidence Medicine, checklists of the Dutch Cochrane Centre, BMJ editor's checklists and the checklists of the EPPI Centre.
2. Tufanaru C, Munn Z, Aromataris E, Campbell J, Hopp L. Chapter 3: Systematic reviews of effectiveness. In: Aromataris E, Munn Z (Eds). Joanna Briggs Institute Reviewer's Manual. The Joanna Briggs Institute, 2017. Disponível em: https://reviewersmanual.joannabriggs.org/
3. Shadish WR, Cook TD, Campbell DT. Experimental and quasi- experimental designs for generalized causal inference. Boston: Houghton Mifflin; 2002.

AVALIAÇÃO CRÍTICA DE UMA SÉRIE DE CASOS

CAPÍTULO 18

Leonardo Roever ■ André Rodrigues Durães

INTRODUÇÃO

O estudo de uma série de casos pode ser definido como uma avaliação e descrição de uma série de pacientes, obtido por meio de uma coleta de dados detalhada, envolvendo múltiplas fontes de informação (história, exame físico, exames laboratoriais, exames de imagem e tratamento).[1-3]

A Tabela 18-1 mostra as listas de verificação necessárias para fazer uma análise crítica de um artigo de estudo de série de casos.[1-3]

Tabela 18-1. Questões para Avaliação Crítica de Estudo de Série de Casos[1-3]

Questões de avaliação	Sim	Não	Não se aplica	Observação
O estudo abordou uma questão claramente focada?				
Houve critérios claros para inclusão na série de casos?				
A condição foi medida de maneira padronizada e confiável para todos os participantes incluídos na série de casos?				
Foram utilizados métodos válidos para identificação da condição para todos os participantes incluídos na série de casos?				
A série de casos teve inclusão consecutiva dos participantes?				
A série de casos teve inclusão completa dos participantes?				

(Continua.)

Tabela 18-1. *(Cont.)* Questões para Avaliação Crítica de Estudo de Série de Casos[1-3]

Questões de avaliação	Sim	Não	Não se aplica	Observação
Houve um relato claro da demografia dos participantes do estudo?				
Houve relato claro de informações clínicas dos participantes?				
Os métodos para coletar dados são claramente descritos?				
Os métodos para analisar os dados são válidos e confiáveis?				
Os resultados são fáceis de entender? Foram resultados clinicamente relevantes?				
Os resultados ou os resultados dos casos foram claramente reportados?				
As conclusões tiradas são justificadas pelos resultados?				
Houve um relato claro da informação demográfica do(s) *site*(s) da apresentação/clínica(s)?				
A análise estatística foi apropriada?				
Foi declarado o conflito de interesse?				

Para avaliar a qualidade metodológica geral do estudo, utilize o cálculo:

Total de perguntas ──────── 100%
Total de respostas positivas ──── X
X =

Observação: Quando a resposta for **não se aplica**, a mesma deve ser desconsiderada na soma do total de perguntas respondidas.

Sendo os resultados:

- **Alta qualidade** (≥ **80%**)**:** a maioria dos critérios foi atendida. Pouco ou nenhum risco de viés.
- **Aceitável** (≥ **50 e < 80%**)**:** a maioria dos critérios foi atendida. Algumas falhas no estudo com um risco associado de viés.
- **Baixa qualidade** (< **50%**)**:** a maioria dos critérios não foi atendida, ou falhas significativas relacionadas com aspectos-chave do desenho do estudo.

O conhecimento desta metodologia, assim como sua aplicação, pode beneficiar seu paciente.

REFERÊNCIAS BIBLIOGRÁFICAS
1. Crombie, The Pocket Guide to Critical Appraisal; the critical appraisal approach used by the Oxford Centre for Evidence Medicine, checklists of the Dutch Cochrane Centre, BMJ editor's checklists and the checklists of the EPPI Centre.
2. Chan K, Bhandari M. Three-minute critical appraisal of a case series article. Indian J Orthop. 2011;45:103-104.
3. Moola S, Munn Z, Tufanaru C, Aromataris E, Sears K, Sfetcu R et al. Chapter 7: Systematic reviews of etiology and risk. In: Aromataris E, Munn Z (eds.). Joanna Briggs Institute Reviewer's Manual. The Joanna Briggs Institute, 2017. Disponível em: https://reviewersmanual.joannabriggs.org/

AVALIAÇÃO CRÍTICA DE UM RELATO DE CASO

CAPÍTULO 19

Leonardo Roever ■ Paulo Eduardo Ocke Reis

INTRODUÇÃO

Uma dificuldade inicial para a caracterização de estudos de caso reside no fato de diferentes metodologias adotadas no mesmo cenário clínico. O estudo de caso pode ser definido como um sistema operacional limitado ou um caso, obtido por meio de uma coleta de dados detalhada, envolvendo múltiplas fontes de informação (história, exame físico, exames laboratoriais, exames de imagem e tratamento). É uma profundidade de estudo de uma unidade, grupo ou indivíduo, em sua complexidade e em seu próprio dinamismo, fornecendo informações relevantes para a tomada de decisão clínica.[1-9]

Deve ser destacado, quando possível, por ser menos comum ou embora frequente acompanhado de conduta inédita ou com desfecho diferente do habitual. A qualidade do relato de caso será notada a partir dos detalhes da sua contribuição.[1-9]

A Tabela 19-1 mostra as listas de verificação necessárias para fazer uma análise crítica de um artigo de estudo de caso.[1-9]

A discussão de casos clínicos é uma ferramenta importante na aprendizagem e aprimoramento do raciocínio clínico, o uso desta avaliação crítica do caso relatado pode melhorar a qualidade científica de tal artigo. É importante que os leitores reconheçam as vantagens e desvantagens das séries de casos. Importante observar que o estudo de caso possui um modelo mais simples de investigação, dando experiência aos autores para trabalhos mais complexos de pesquisa.[1-9]

Tabela 19-1. Questões para Avaliação Crítica de Artigos de Estudo de Caso[1-9]

Questões de avaliação	Sim	Não	Não se aplica	Observação
1 O estudo abordou uma questão/questão claramente focada?				
2 O desenho do estudo é apropriado para responder à pergunta de pesquisa?				
3 O estudo foi bem definido?				
4 O cenário e o representante do sujeito são relacionados com a população para a qual os resultados serão encaminhados?				
5 A perspectiva do pesquisador é claramente descrita e levada em conta?				
6 Os métodos para coletar dados são claramente descritos?				
7 Os métodos para analisar os dados são provavelmente válidos e confiáveis?				
8 Medidas de controle de qualidade são usadas?				
9 A análise foi repetida por mais de um pesquisador para garantir confiabilidade?				
10 Os resultados são credíveis e, em caso afirmativo, são relevantes para a prática?				
11 Os resultados são fáceis de entender? Foram resultados clinicamente relevantes?				
12 As conclusões tiradas são justificadas pelos resultados?				
13 As descobertas do estudo são transferíveis para outras configurações?				
14 Conflitos de interesse são declarados?				

Para avaliar a qualidade metodológica geral do estudo, utilize o cálculo:

Total de perguntas ——————— 100%
Total de respostas positivas ———— X
X =

Observação: Quando a resposta for **não se aplica**, a mesma deve ser desconsiderada na soma do total de perguntas respondidas.

Sendo os resultados:

- **Alta qualidade** (≥ **80%**): a maioria dos critérios foi atendida. Pouco ou nenhum risco de viés.
- **Aceitável** (≥ **50 e** < **80%**): a maioria dos critérios foi atendida. Algumas falhas no estudo com um risco associado de viés.
- **Baixa qualidade** (< **50%**): a maioria dos critérios não foi atendida, ou falhas significativas relacionadas com aspectos-chave do desenho do estudo.

O conhecimento desta metodologia, assim como sua aplicação, pode beneficiar seu paciente.

REFERÊNCIAS BIBLIOGRÁFICAS

1. Crombie, The Pocket Guide to Critical Appraisal; the critical appraisal approach used by the Oxford Centre for Evidence Medicine, checklists of the Dutch Cochrane Centre, BMJ editor's checklists and the checklists of the EPPI Centre.
2. Center for Evidence-Based Management. Critical Appraisal of a Case Study. [Online] Disponível em: www.cebma.org/wp-content/uploads/Critical-Appraisal-Questions-for-a-Case-Study.pdf.
3. Moon SM, Trepper TS. Case study research. In: Sprenkle DH, Moon SM. Research methods in family therapy. New York: Guilford Press; 1996. p. 393-410.
4. Stake RE. Case studies. In: Denzin NK, Lincoln YS (Eds). Handbook of qualitative research. London: Sage Publications; 2000, p. 436.
5. Reis PEO, Roever L, Reis IFO, Rotolo M, Sandri PA et al. Surgical Treatment of Traumatic Injury of the Artery and Popliteal Vein - A Case Report. J Clin Case Rep. 2015;5:610.
6. Ocke Reis PE, Roever L. Endovascular Treatment of Popliteal Artery Aneurism and Occlusive Arterial Disease-A case Report. J Clin Case Rep. 2015;5:503.
7. Thaler KJ, Morgan LC, Van Noord M, Jonas DE, McDonagh MS et al. A case study of pooled-studies publications indicated potential for both valuable information and bias. J Clin Epidemiol. 2013;66:1082-1092.
8. Stahl S, Santos Stahl A, Lotter O, Pfau M, Perner S et al. Palliative surgery for skeletal metastases from melanoma in the scaphoid--a critical case report appraisal. J Plast Reconstr Aesthet Surg. 2012;65:1111-1115.
9. Chan K, Bhandari M. Three-minute critical appraisal of a case series article. Indian J Orthop. 2011;45:103-104.

AVALIAÇÃO CRÍTICA PARA ESTUDOS DE PREDIÇÃO CLÍNICA

CAPÍTULO 20

Leonardo Roever

Os modelos de predição clínica estimam o risco de doença existente (modelo de previsão de diagnóstico) ou resultado futuro (modelo de predição de prognóstico) para um indivíduo, que depende dos valores de múltiplos preditores (fatores de risco ou prognóstico), como idade, sexo e biomarcadores. Os modelos de previsão também são conhecidos como escores de risco, índices prognósticos ou escores prognósticos.[1-4]

A Tabela 20-1 mostra as questões para se fazer a avaliação crítica deste tipo de estudo.[1-4]

Tabela 20-1. Questões para Avaliação Crítica para Estudos de Predição Clínica[1-4]

Questões de avaliação	Sim	Não	Não se aplica	Observação
A predição clínica está claramente definida?				
A população da qual a regra foi derivada inclui um espectro apropriado de pacientes?				
A regra foi validada em um grupo diferente de pacientes?				
As variáveis preditoras e o resultado foram avaliados em um moda cega?				
As variáveis preditoras e o resultado foram avaliados na amostra inteira selecionada inicialmente?				
Os métodos estatísticos foram utilizados para construir e validar a regra claramente descrita?				

(Continua.)

Tabela 20-1. *(Cont.)* Questões para Avaliação Crítica para Estudos de Predição Clínica[1-4]

Questões de avaliação	Sim	Não	Não se aplica	Observação
A acurácia da regra pode ser calculada? Resultados de desempenho podem ser apresentados como: Sens, Sp, + LR, -LR, Curva ROC, curvas de calibração etc. • sensibilidade = a/(a + c) Especificidade = d/(b + d) • RV + = sens/(1-sp) • RV- = (1-sens)/sp				
Quão precisa foi a estimativa do efeito do tratamento? (eles tentaram refinar a regra com outras variáveis para ver se a precisão pode ser melhorada ou a regra simplificada?)				
A regra de previsão seria confiável e os resultados interpretáveis se usados para o seu paciente?				
A regra é aceitável no seu caso?				
Os resultados da predição modificam a sua decisão sobre a gestão do paciente, ou as informações que você pode dar para ele/ela?				
Conflitos de interesse são declarados?				

Para avaliar a qualidade metodológica geral do estudo, utilize o cálculo:

$$\frac{\text{Total de perguntas}}{\text{Total de respostas positivas}} = \frac{100\%}{X}$$

X =

Observação: Quando a resposta for **não se aplica**, a mesma deve ser desconsiderada na soma do total de perguntas respondidas.

Sendo os resultados:

- **Alta qualidade** (≥ **80%**): a maioria os critérios foi atendida. Pouco ou nenhum risco de viés.
- **Aceitável** (≥ **50 e** < **80%**): a maioria os critérios foi atendida. Algumas falhas no estudo com um risco associado de viés.
- **Baixa qualidade** (< **50%**): a maioria dos critérios não foi atendida, ou falhas significativas relacionadas com aspectos-chave do desenho do estudo.

O conhecimento desta metodologia, assim como sua aplicação, pode beneficiar seu paciente.

REFERÊNCIAS BIBLIOGRÁFICAS

1. Critical Appraisal Skills Programme (CASP), Public Health Resource Unit, Institute of Health Science, Oxford.
2. Steyerberg EW, Moons KGM, van der Windt DA, Hayden JA, Perel P, Schroter S et al., PROGRESS Group. Prognosis Research Strategy (PROGRESS) 3: prognostic model research. PLoS Med. 2013;10(2):e1001381.
3. Bouwmeester W, Zuithoff NP, Mallett S, Geerlings MI, Vergouwe Y, Steyerberg EW et al. Reporting and methods in clinical prediction research: a systematic review. PLoS Med. 2012;9(5):1-12.
4. Bonnett LJ, Snell KIE, Collins GS, Riley RD. Guide to presenting clinical prediction models for use in clinical settings. BMJ. 2019;365:l737.

AVALIAÇÃO CRÍTICA PARA ESTUDOS PROGNÓSTICOS

CAPÍTULO 21

Leonardo Roever

O fator prognóstico é qualquer característica do paciente que pode ser usada para se prever a história natural da doença, naquele paciente, em termos de qualquer resultado previamente escolhido, por exemplo, resposta a um tratamento, tempo de sobrevida global etc.[1] Os estudos ideais de fatores prognósticos são prospectivos, com planejamento detalhado dos objetivos e definição das covariáveis e das variáveis de resultado mais adequadas.[1] Os pacientes devem ter diagnóstico recente, serem seguidos por tempo suficiente e serem submetidos apenas ao tratamento padrão ou, quando possível, a nenhum tratamento.[1] A Tabela 21-1 descreve as perguntas utilizadas na avaliação crítica de estudos prognósticos.[1]

Tabela 21-1. Questões para Avaliação Crítica de Estudos Prognósticos[1]

Questões de avaliação	Sim	Não	Não se aplica	Observação
A amostra representativa dos pacientes escolhidos foi definida em um ponto comum (geralmente cedo) no decorrer de sua doença?				
O acompanhamento dos pacientes foi suficientemente longo e completo?				
Os critérios de desfechos eram objetivos ou foram aplicados de forma aleatória				
Se forem identificados subgrupos com prognósticos diferentes, ocorreu um ajuste de fatores prognósticos importantes?				
Qual a probabilidade dos desfechos no decorrer do tempo?				
Quão precisas são as estimativas prognósticas?				
Conflitos de interesse são declarados?				

Para avaliar a qualidade metodológica geral do estudo, utilize o cálculo:

Total de perguntas ——————— 100%
Total de respostas positivas ————— X
X =

Observação: Quando a resposta for **não se aplica**, a mesma deve ser desconsiderada na soma do total de perguntas respondidas.

Sendo os resultados:

- **Alta qualidade** ($\geq$ **80%**): a maioria dos critérios foi atendida. Pouco ou nenhum risco de viés.
- **Aceitável** ($\geq$ **50 e** < **80%**): a maioria dos critérios foi atendida. Algumas falhas no estudo com um risco associado de viés.
- **Baixa qualidade** (< **50%**): a maioria dos critérios não foi atendida, ou falhas significativas relacionadas com aspectos-chave do desenho do estudo.

O conhecimento desta metodologia, assim como sua aplicação, pode beneficiar seu paciente.

REFERÊNCIAS BIBLIOGRÁFICAS

1. Centro de Medicina Baseada em Evidências (MBE). Avaliação crítica para Estudos Prognósticos. [Online] Universidade de Oxford, 2010. Disponível em: https://www.cebm.net/wp-content/uploads/2014/06/Portuguese-Prognostic-Study-Appraisal-Worksheet.pdf.

AVALIAÇÃO CRÍTICA DE ESTUDOS DE PREVALÊNCIA

Leonardo Roever

Os estudos de prevalência são os estudos descritivos populacionais amplamente difundidos em epidemiologia. Neste tipo de delineamento, também conhecido como estudo transversal ou de corte-transversal, se obtém a frequência de ocorrência dos eventos de saúde numa população em um ponto no tempo ou em curto espaço de tempo, e permitem investigar associações entre fatores de risco e doença, embora não seja o delineamento mais eficiente para se estudar causalidade e, portanto, podem ser classificados como analíticos.[1,2] A Tabela 22-1 descreve as perguntas utilizadas na avaliação crítica de estudos de prevalência.[1-2]

Tabela 22-1. Questões para Avaliação Crítica de Estudos de Prevalência[1-2]

Questões de avaliação	Sim	Não	Não se aplica	Observação
O quadro da amostra foi apropriado para abordar a população-alvo?				
Os participantes do estudo foram amostrados de maneira apropriada?				
O tamanho da amostra foi adequado?				
Os sujeitos do estudo e a configuração foram descritos detalhadamente?				
A análise dos dados foi realizada com cobertura suficiente da amostra identificada?				
Foram utilizados métodos válidos para a identificação da condição?				

(Continua.)

Tabela 22-1. *(Cont.)* Questões para Avaliação Crítica de Estudos de Prevalência[1-2]

Questões de avaliação	Sim	Não	Não se aplica	Observação
A condição foi medida de maneira padronizada e confiável para todos os participantes?				
A taxa de resposta foi adequada e, em caso negativo, a baixa taxa de resposta foi gerenciada adequadamente?				
Os critérios de inclusão na amostra foram claramente definidos?				
Os sujeitos do estudo e a configuração foram descritos detalhadamente?				
A exposição foi medida de formas válida e confiável?				
Os critérios objetivos e padronizados foram usados para medir a condição?				
Os fatores de confusão foram identificados?				
Estratégias para lidar com fatores de confusão foram declaradas?				
Os resultados foram medidos de maneiras válida e confiável?				
Conflitos de interesse são declarados?				

Para avaliar a qualidade metodológica geral do estudo, utilize o cálculo:

Total de perguntas ——————— 100%
Total de respostas positivas ———— X
X =

Observação: Quando a resposta for **não se aplica**, a mesma deve ser desconsiderada na soma do total de perguntas respondidas.
Sendo os resultados:

- **Alta qualidade** (≥ **80%**): a maioria dos critérios foi atendida. Pouco ou nenhum risco de viés.
- **Aceitável** (≥ **50 e** < **80%**): a maioria dos critérios foi atendida. Algumas falhas no estudo com um risco associado de viés.
- **Baixa qualidade** (< **50%**): a maioria dos critérios não foi atendida, ou falhas significativas relacionadas com aspectos-chave do desenho do estudo.

O conhecimento desta metodologia, assim como sua aplicação, pode beneficiar seu paciente.

REFERÊNCIAS BIBLIOGRÁFICAS
1. Munn Z, Moola S, Lisy K, Riitano D, Tufanaru C. Methodological guidance for systematic reviews of observational epidemiological studies reporting prevalence and incidence data. Int J Evid Based Healthc. 2015;13(3):147-153.
2. Moola S, Munn Z, Tufanaru C, Aromataris E, Sears K, Sfetcu R, et al. Chapter 7: Systematic reviews of etiology and risk. In: Aromataris E, Munn Z (eds.). Joanna Briggs Institute Reviewer's Manual. The Joanna Briggs Institute, 2017. Disponível em: https://reviewersmanual.joannabriggs.org/

AVALIAÇÃO CRÍTICA DA ANÁLISE DE SUBGRUPO

Leonardo Roever

INTRODUÇÃO

A análise de subgrupos é realizada separando os dados para subgrupos de pacientes, como aqueles em diferentes estágios, com diferentes comorbidades e idades. A Tabela 23-1 mostra a lista de verificação necessária para fazer uma análise crítica da análise de subgrupo.[1-8]

A discussão da análise crítica de subgrupo é uma ferramenta importante na aprendizagem e aprimoramento do raciocínio clínico, o uso desta avaliação crítica do subgrupo pode melhorar a qualidade científica de tal artigo. É importante que os leitores reconheçam as vantagens e desvantagens das análises de subgrupo.[1-8]

Tabela 23-1. Questões para Avaliação Crítica da Análise de Subgrupo[1-8]

Questões de avaliação	Sim	Não	Não se aplica	Observação
A hipótese foi antes ou depois da análise?				
A diferença entre os subgrupos foi um dos poucos efeitos testados nas hipóteses?				
A diferença entre os subgrupos é sugerida pela comparação intraestudos?				
Qual é a magnitude da diferença entre subgrupos?				
A diferença entre subgrupos é consistente entre os estudos analisados?				
A diferença entre subgrupos é estatisticamente significativa?				

(Continua.)

Tabela 23-1. *(Cont.)* Questões para Avaliação Crítica da Análise de Subgrupo[1-8]

Questões de avaliação	Sim	Não	Não se aplica	Observação
O teste estatístico apropriado foi usado?				
Existe evidência externa que suporta a hipótese de diferença entre subgrupos?				
Existe interação constante entre os resultados encontrados e os estudos anteriores?				
Os conflitos de interesse foram declarados?				

Para avaliar a qualidade metodológica geral do estudo, utilize o cálculo:

Total de perguntas ——————— 100%
Total de respostas positivas ———— X
X =

Observação: Quando a resposta for **não se aplica**, a mesma deve ser desconsiderada na soma do total de perguntas respondidas.

Sendo os resultados:

- **Alta qualidade (≥ 80%):** a maioria dos critérios foi atendida. Pouco ou nenhum risco de viés.
- **Aceitável (≥ 50 e < 80%):** a maioria dos critérios foi atendida. Algumas falhas no estudo com um risco associado de viés.
- **Baixa qualidade (< 50%):** a maioria dos critérios não foi atendida, ou falhas significativas relacionadas com aspectos-chave do desenho do estudo.

O conhecimento desta metodologia, assim como sua aplicação, pode beneficiar seu paciente.

REFERÊNCIAS BIBLIOGRÁFICAS

1. Guyatt G, Meade MO, Cook DJ, Rennie D. Users' Guides to the Medical Literature: A Manual for Evidence-based Clinical Practice. 3rd Ed. New York: McGraw-Hill Education; 2014.
2. Sackett DL, Richardson WS, Rosemberg WS, Rosenberg W, Haynes BR. Evidence-Based Medicine: how to practice and teach EBM. Churchill Livingstone; 2010.
3. Whiting P, Savovic J, Higgins JP, Caldwell DM, Reeves BC, Shea B et al. ROBIS: A new tool to assess risk ofbiasin systematic reviews was developed. J Clin Epidemiol. 2016;69:225-234.
4. Higgins JPT, Altman DG, Gøtzsche PC, Moher D, Oxman AD, Savovic J et al. The Cochrane Collaboration's tool for assessing risk of bias in randomized trials. BMJ. 2011;343:d5928.

5. Whiting PF, Rutjes AW, Westwood ME, Mallett S, Deeks JJ, Reitsma JB et al. QUADAS-2: a revised tool for the quality assessment of diagnostic accuracy studies. Ann Intern Med. 2011;155(11):529e36.
6. Sterne JAC, Higgins JPT, Reeves BC on behalf of the development group for ACROBAT-NRSI. A Cochrane Risk of Bias Assessment Tool: for Non-Randomized Studies of Interventions (ACROBAT-NRSI), Version 1.0.0, 24 September 2014.
7. Kleijnen Systematic Reviews Ltd. PROBAST. [Online] [acesso em 1 jun 2020]. http://www.systematic-reviews.com/probast.
8. Lawrentschuk N, McCall J, Güller U. Critical appraisal of meta-analyses: an introductory guide for the practicing surgeon. Patient Saf Surg. 2009;3(1):16.

AVALIAÇÃO CRÍTICA DE VIÉS EM REVISÕES SISTEMÁTICAS E METANÁLISES

CAPÍTULO 24

Leonardo Roever ▪ André Rodrigues Durães
Mansueto Gomes Neto

INTRODUÇÃO

Uma revisão sistemática (RS) é um resumo da literatura científica que utiliza métodos explícitos para buscar, sistematicamente, avaliar criticamente e sintetizar a literatura sobre um tópico específico. A revisão sistemática é uma maneira rigorosa de resumir as evidências científicas disponíveis que são derivadas de muitos estudos clínicos, estudos diagnósticos e prognósticos, ou método em particular.[1-5] Para isso, a RS utiliza uma metodologia com questões e métodos claramente desenhados para identificar e avaliar criticamente os levantamentos com grande relevância, seguidos da organização e análise dos dados dos estudos que serão incluídos na revisão. Os resultados de um único estudo podem ser aplicados apenas a um determinado tipo de paciente ou a um ambiente clínico específico. Já a RS de vários estudos sobre o mesmo assunto pode fornecer informações relevantes para uma ampla gama de pacientes em diferentes contextos clínicos. A RS limita o viés dos estudos existentes e melhora a confiabilidade e a precisão das recomendações, por meio da combinação de informações de estudos individuais, além de ter um tamanho total de amostra maior que o de qualquer um dos estudos sobre o tema específico.[1-5] Viés significa qualquer coisa que distorça os resultados do estudo longe das inferências puramente científicas ou de um estudo. Pode-se referir tanto a um viés pessoal ativo, quanto a elementos passivos do próprio estudo que poderiam determinar os resultados de outras maneiras que não as pretendidas. Os principais tipos de viéis:[1-7]

- **Viés de seleção**: viés de como os participantes do estudo são selecionados ou autosselecionados.
- **Viés de desempenho**: viés de como grupos diferentes são tratados ou executados.

- **Viés de detecção**: viés entre os grupos sobre como os pesquisadores avaliam e determinam os resultados do estudo e como os participantes afetam esses resultados.
- **Viés de atrito**: viés entre os grupos nas retiradas dos participantes do estudo.
- **Viés de relato**: parcialidade na forma como a informação é transmitida no documento final, especialmente em termos de quais resultados estão incluídos e quais não são.
- **Viés de recuperação:** Esse viés refere-se a uma potencial distorção dos resultados de uma metanálise por causa da negligência ou exclusão de estudos relevantes que merecem ser incluídos na metanálise.
- **Viés de linguagem:** o viés de idioma está intimamente relacionado com o viés de recuperação. Refere-se a uma potencial distorção dos resultados de uma metanálise por causa de uma falha na identificação de resultados de estudos relevantes publicados em outras línguas que não o inglês.

A Tabela 24-1 mostra as listas de checagem necessárias para fazer uma análise crítica do viés nas revisões sistemáticas.[1-8]

Tabela 24-1. Checagens Necessárias para Análise Crítica do Viés nas Revisões Sistemáticas[1-8]

Questões de avaliação	Sim	Não	Não se aplica	Observação
A questão de pesquisa é claramente definida, e os critérios de inclusão/exclusão devem ser listados no artigo? Uma pesquisa abrangente da literatura é realizada?				
A questão abordada pela revisão corresponde à pergunta de destino?				

Revisões de intervenção	Revisões de etiologia
Pacientes/População(ões) Intervenção(s): Comparador(es): Resultado(s):	Pacientes/População(ões): Exposição(ões) e comparador(es): Resultado(s):
Revisões de diagnóstico	**Revisões de prognóstico**
Paciente(s): Teste(s) do índice: Padrão de referência: Condição-alvo:	Pacientes: Resultado a ser previsto: Uso pretendido do modelo: Momento pretendido no tempo:

PTD: precisão do teste de diagnóstico

Tabela 24-1. *(Cont.)* Checagens Necessárias para Análise Crítica do Viés nas Revisões Sistemáticas[1-8]

Questões de avaliação	Sim	Não	Não se aplica	Observação
A revisão aderiu a objetivos e critérios de elegibilidade predefinidos?				
Os critérios de elegibilidade foram apropriados para a questão de revisão?				
Os critérios de elegibilidade não foram ambíguos?				
Todas as restrições nos critérios de elegibilidade foram com base nas características do estudo (por exemplo, data, tamanho da amostra, qualidade do estudo, resultados medidos)?				
Havia restrições nos critérios de elegibilidade com base em fontes de informação apropriadas (por exemplo, *status* ou formato da publicação, idioma, disponibilidade de dados)?				
A pesquisa incluiu um conjunto apropriado de bancos de dados/fontes eletrônicas para relatórios publicados e não publicados?				
Os métodos adicionais à pesquisa de banco de dados foram usados para identificar relatórios relevantes?				
As restrições foram com base na data, no formato de publicação ou no idioma apropriado?				
Os esforços foram feitos para minimizar erros na seleção de estudos?				
Os esforços foram feitos para minimizar erros na coleta de dados?				
Existem suficientes características de estudo disponíveis para autores e leitores de revisão para que possam interpretar os resultados?				
Todos os resultados relevantes do estudo foram coletados para uso na síntese?				
O risco de viés (ou qualidade metodológica) foi avaliado formalmente usando critérios apropriados?				
Os esforços foram feitos para minimizar o erro no risco de avaliação de viés?				

(Continua.)

Tabela 24-1. *(Cont.)* Checagens Necessárias para Análise Crítica do Viés nas Revisões Sistemáticas[1-8]

Questões de avaliação	Sim	Não	Não se aplica	Observação
A síntese incluiu todos os estudos que deveria?				
Todas as análises predefinidas foram relatadas ou as partidas explicadas?				
A síntese foi apropriada, dada a natureza e semelhança nas questões de pesquisa, desenhos de estudo e resultados nos estudos incluídos?				
A variação entre estudos (heterogeneidade) foi mínima ou abordada na síntese?				
As descobertas foram robustas, e como demonstrado por gráficos de funil ou análises de sensibilidade?				
Os vieses nos estudos primários foram mínimos ou abordados na síntese?				
Qual é a sua avaliação geral da qualidade metodológica desta revisão?				
Os resultados deste estudo são diretamente aplicáveis ao grupo de pacientes-alvo desta diretriz?				
Conflitos de interesse são declarados?				

Para avaliar a qualidade metodológica geral do estudo, utilize o cálculo:

Total de perguntas ——————— 100%
Total de respostas positivas ——— X
X =

Observação: Quando a resposta for **não se aplica**, a mesma deve ser desconsiderada na soma do total de perguntas respondidas.
Sendo os resultados:

- **Alta qualidade** ($\geq$ **80%**): a maioria dos critérios foi atendida. Pouco ou nenhum risco de viés.
- **Aceitável** ($\geq$ **50 e** < **80%**): a maioria dos critérios foi atendida. Algumas falhas no estudo com um risco associado de viés.
- **Baixa qualidade** (< **50%**): a maioria dos critérios não foi atendida, ou falhas significativas relacionadas com aspectos-chave do desenho do estudo.

O conhecimento desta metodologia, assim como sua aplicação, pode beneficiar seu paciente.

REFERÊNCIAS BIBLIOGRÁFICAS

1. Guyatt G, Meade MO, Cook DJ, Rennie D (eds.) Users' Guides to the Medical Literature: A Manual for Evidence-based Clinical Practice. 3rd Ed. New York: McGrawHill Companies; 2014.
2. Sackett DL, Richardson WS, Rosemberg WS, Rosenberg W, Haynes BR. Evidence-Based Medicine: how to practice and teach EBM. Churchill Livingstone; 2010.
3. Whiting P, Savovic J, Higgins JP, Caldwell DM, Reeves BC, Shea B et al. ROBIS: A new tool to assess risk of bias in systematic reviews was developed. J Clin Epidemiol. 2016;69:225-234.
4. Higgins JPT, Altman DG, Gøtzsche PC, Moher D, Oxman AD, Savovic J et al. The Cochrane Collaboration's tool for assessing risk of bias in randomized trials. BMJ. 2011;343:d5928.
5. Whiting PF, Rutjes AW, Westwood ME, Mallett S, Deeks JJ, Reitsma JB et al. QUADAS-2: a revised tool for the quality assessment of diagnostic accuracy studies. Ann Intern Med. 2011;155(11):529e36.
6. Sterne JAC, Higgins JPT, Reeves BC on behalf of the development group for ACROBAT-NRSI. A Cochrane Risk of Bias Assessment Tool: for Non-Randomized Studies of Interventions (ACROBAT-NRSI), Version 1.0.0, 24 September 2014.
7. Wolf R. PROBAST. [Online] 2014. Disponível em: http://www.systematic-reviews.com/probast.
8. Lawrentschuk N, McCall J, Güller U. Critical appraisal of meta-analyses: an introductory guide for the practicing surgeon. Patient Saf Surg. 2009;3(1):16.

GLOSSÁRIO DE TERMOS UTILIZADOS EM SAÚDE COM BASE EM EVIDÊNCIAS, EPIDEMIOLOGIA E BIOESTATÍSTICA

CAPÍTULO 25

Leonardo Roever

INTRODUÇÃO

As áreas de epidemiologia, bioestatística e medicina com base em evidências (MBE) têm seu próprio jargão que deve ser entendido pelos profissionais de saúde para melhor compreensão e aplicação desse conhecimento. Portanto, é necessário publicar este glossário de termos comumente usados na vida diária. A Tabela 25-1 mostra as questões para se fazer a avaliação crítica deste tipo de estudo.[1-9]

Tabela 25-1. Glossário de Termos[1-9]

Termos	Definição
Análise custo-utilidade	Converte os efeitos de uma intervenção nas preferências pessoais – ou utilidades – e descreve o custo de algum ganho adicional de qualidade (por exemplo, custo por ano de vida adicional ajustado pela qualidade)
Análise de custo-benefício	Avalia se o custo de uma intervenção é equivalente ao benefício, medindo os dois nas mesmas unidades
Análise de custo-efetividade	Mede o custo líquido para fornecer um serviço, bem como os resultados obtidos. Resultados ou eventos são relatados em uma única unidade de medida
Análise de decisão	Aplicação de métodos quantitativos explícitos para analisar decisões em condições de incerteza
Análise de decisão clínica	É a aplicação de métodos quantitativos específicos para quantificar o prognóstico, os efeitos do tratamento e os valores dos pacientes, a fim de analisar uma decisão sob condições de incerteza

(Continua.)

Tabela 25-1. *(Cont.)* Glossário de Termos[1-9]

Termos	Definição
Análise de minimização de custos	Sabendo que os efeitos de mais de uma intervenção na saúde são os mesmos, apenas os custos são analisados, e a alternativa de menor custo é escolhida
Aumento absoluto de benefício (ABI)	Diferença aritmética entre as taxas de eventos nos grupos experimental e controle. Um Aumento Absoluto de Benefício (ABI) refere-se ao aumento de um bom evento como resultado da intervenção. ABI = EER − CER
Aumento absoluto do risco (IRA)	Diferença absoluta nas taxas de eventos ruins, quando o tratamento experimental prejudica mais pacientes que o tratamento-controle; calculado como para ABI
Avaliação crítica	Um breve resumo de um artigo da literatura, criado para responder a uma questão clínica específica
Benefícios do tratamento	Resultado positivo relevante para o paciente associado a uma intervenção, quantificável por medidas epidemiológicas, como redução do risco absoluto (RRA) e número necessário para tratar (NNT)
Curvas de operação do receptor (ROC)	Um gráfico representando a taxa positiva verdadeira (especificidade 1) em uma série de pontos de corte para definir um teste positivo. Uma linha diagonal indica que não há capacidade de distinguir pessoas com e sem a condição. Quanto mais a curva se estender em direção ao canto superior esquerdo do gráfico, melhor será o teste para discriminar pessoas doentes e não doentes
Desenho de estudo cruzado	Consiste na administração de duas ou mais intervenções experimentais (ou contra placebo), uma após a outra, em uma ordem específica ou aleatória para o mesmo grupo de pacientes
Diagnóstico	Processo de determinação do estado de saúde e os fatores responsáveis por produzi-lo; pode ser aplicado a um indivíduo, família, grupo ou comunidade. O termo se aplica tanto ao processo de determinação quanto aos seus achados
Diretriz de prática clínica	Uma declaração sistematizada desenvolvida para auxiliar profissionais de saúde e pacientes a tomar decisões sobre cuidados de saúde apropriados para circunstâncias clínicas específicas
Efetividade	Uma medida do benefício resultante de uma intervenção para um determinado problema de saúde sob condições usuais de atendimento clínico para um grupo específico

Tabela 25-1. *(Cont.)* Glossário de Termos[1-9]

Termos	Definição
Eficácia	Uma medida do benefício resultante de uma intervenção para um determinado problema de saúde sob as condições ideais de uma investigação
Ensaio randomizado	Um experimento epidemiológico em que os indivíduos de uma população são aleatoriamente alocados em grupos, geralmente chamados de grupos de estudo e controle, para receber ou não um procedimento preventivo ou terapêutico experimental, manobra ou intervenção. Os resultados são avaliados por comparação rigorosa das taxas de doença, morte, recuperação ou outro resultado apropriado nos grupos de estudo e controle
Especificidade	A proporção de pessoas livres de uma doença que têm um teste negativo
Estudo de caso-controle aninhado	Um estudo de caso-controle em que casos e controles são extraídos da população em um estudo de coorte. Como alguns dados já estão disponíveis sobre os casos e controles, os efeitos de algumas possíveis variáveis de confusão são reduzidos ou eliminados. Neste tipo de estudo de caso-controle, um conjunto de controles é selecionado a partir de indivíduos, ou seja, não casos, em risco no momento da ocorrência de cada caso que surge em uma coorte, permitindo assim o efeito confundidor do tempo na análise
Estudo de coorte	O método analítico de estudo epidemiológico em que subconjuntos de uma população definida podem ser identificados que estão, foram ou estarão no futuro expostos ou não expostos, ou expostos em diferentes graus, a um fator ou fatores hipotetizados para influenciar a população. Probabilidade de ocorrência de uma determinada doença ou outro resultado. A principal característica do estudo de coorte é a observação de grandes números durante um longo período (geralmente anos) com a comparação das taxas de incidência em grupos que diferem nos níveis de exposição
Estudo de coorte inicial	Um grupo de indivíduos identificados para estudo subsequente em um ponto inicial, uniforme no curso da condição de saúde especificada, ou antes que a condição se desenvolva
Estudo historicamente controlado	Um estudo de controle que recruta sujeitos de controle para os quais os dados foram coletados em um momento anterior àquele em que os dados são coletados no grupo que está sendo estudado

(Continua.)

Tabela 25-1. *(Cont.)* Glossário de Termos[1-9]

Termos	Definição
Estudo observacional	Uma família de estudos em que os pesquisadores comparam as pessoas que fazem uma intervenção às que não fazem. Os pesquisadores nem alocam pacientes para receber a intervenção nem administram a intervenção. Em vez disso, eles comparam os registros de pacientes que realizaram uma intervenção e foram tratados na prática de rotina a pacientes semelhantes que não realizaram a intervenção. Os desenhos observacionais mais comuns são estudos de caso, séries de casos, estudos de caso-controle, estudos de coorte e estudos historicamente controlados
Gráfico de floresta	Uma representação diagramática dos resultados de ensaios individuais em uma metanálise
Gráfico de funil	Um método de representar graficamente os resultados dos ensaios numa metanálise para mostrar se os resultados foram afetados pelo viés de publicação
Heterogeneidade	Em revisões sistemáticas, a quantidade de incompatibilidade entre os estudos incluídos na revisão, seja clínico (ou seja, os estudos são clinicamente diferentes) ou estatístico (ou seja, os resultados são diferentes entre si)
Incidência	O número de novos casos de doença que começam, ou de pessoas que adoecem, durante um período especificado em uma determinada população
Intenção de tratamento	Característica de um estudo em que os pacientes são analisados nos grupos para os quais foram originalmente designados, embora possam ter trocado de braços de tratamento durante o estudo por razões clínicas
Intervalo de confiança (IC)	Quantifica a incerteza em uma medida. Geralmente é realizado como intervalo de confiança de 95%, que é o intervalo de valores dentro do qual podemos estar 95% certos de que caem o valor real para toda a população (Para um decréscimo do risco de morte 10 com um IC 5-15, teria 95% de certeza de que o valor verdadeiro ficaria entre 5 e 15). Quanto maior a distância entre os limites das faixas, menor a homogeneidade dos resultados e, portanto, maior risco de erro
Levantamento ecológico	Um levantamento com base em dados agregados de uma dada população, da forma como existe em qualquer momento ou em pontos evolutivos, para investigar a relação de exposição a um fator de risco conhecido ou suspeito para um evento particular

Tabela 25-1. *(Cont.)* Glossário de Termos[1-9]

Termos	Definição
MeSH	MeSH Medical Subject Headings: uma base de termos médicos usados por muitos bancos de dados e bibliotecas para indexar e classificar informações médicas
Metanálise de rede	Um método usado para avaliar a eficácia comparativa do tratamento experimental entre populações de pacientes similares que não foram comparadas diretamente em um ensaio clínico randomizado. Ao contrário da metanálise tradicional, que resume os resultados de estudos que avaliaram a mesma combinação de tratamento/placebo, as metanálises de rede comparam os resultados de dois ou mais estudos que têm um tratamento em comum
n-of-1 *trial*	Uma variação de um estudo controlado randomizado em que uma sequência de regimes de tratamento alternativo é alocada aleatoriamente para um paciente. Os resultados dos regimes são comparados, com o objetivo de decidir sobre o regime ideal para o paciente
Número necessário para prejudicar (NNH)	O número de pacientes que, se receberam o tratamento experimental, levaria a uma pessoa adicional sendo prejudicada em comparação aos pacientes que receberam o tratamento de controle; calculado como 1/ARI
Número necessário para tratar (NNT)	O número de pacientes que precisam ser tratados para evitar um resultado ruim. É o inverso do ARR: NNT = 1/ARR.
Odds	Uma proporção de eventos para não eventos. Se a taxa de eventos para uma doença for de 0,2 (20%), sua taxa de não eventos é de 0,8 e, portanto, suas chances são de 2/8
Odds pós-teste	A probabilidade de o paciente ter o distúrbio-alvo após o teste ser realizado
Pretest odds	A probabilidade de o paciente ter o distúrbio-alvo antes do teste ser realizado (probabilidade pré-teste / [1 – probabilidade pré-teste])
Prevalência	O risco de base de um distúrbio na população de interesse. A proporção de pacientes que têm o distúrbio-alvo, conforme determinado antes da realização do teste ([a + c] / [a + b + c + d]) (Tabela 25-2)
Prevenção	Prevenção refere-se a medidas tomadas por um indivíduo ou uma sociedade para prevenir a ocorrência de doenças ou suas consequências. Em geral, a prevenção inclui uma ampla gama de intervenções, visando reduzir os riscos à saúde

(Continua.)

Tabela 25-1. *(Cont.)* Glossário de Termos[1-9]

Termos	Definição
Probabilidade pós-teste	A probabilidade de um paciente ter o distúrbio de interesse após o resultado do teste é conhecida A proporção de pacientes com esse resultado de teste em particular que tem o distúrbio-alvo (probabilidade pós-teste / [1 + probabilidade pós-teste]). O uso de um nomograma (Fig. 25-1) evita a necessidade desses cálculos
Probabilidade pré-teste	A probabilidade de um paciente ter o distúrbio de interesse antes de administrar um teste
Prognóstico	A perspectiva de sobrevivência e recuperação de uma doença como antecipada do curso normal daquela doença ou indicada por características especiais do caso
Razão de verossimilhança	A probabilidade de que os resultados de um determinado teste seriam esperados em um paciente com o transtorno-alvo, em comparação à probabilidade de que o mesmo resultado seria esperado em um paciente sem esse transtorno. a) Para um resultado de teste positivo = RL+ = sensibilidade/(1-especificidade) b) Para um resultado de teste negativo = RL- = (1-sensibilidade)/especificidade
Redução do risco absoluto (ARR)	Redução do risco absoluto (ARR). A diferença na taxa de eventos entre o grupo-controle (CER) e o grupo tratado (EER): ARR = CER - EER
Redução do risco relativo (RRR)	A redução percentual de eventos na taxa de eventos do grupo tratado (EER) em comparação à taxa de eventos do grupo de controle (CER): RRR = (CER-EER) / CER
Revisão sistemática	A aplicação de estratégias que limitam o viés na montagem, avaliação crítica e síntese de todos os estudos relevantes sobre um tópico específico. As revisões sistemáticas enfocam publicações revisadas por pares sobre um problema de saúde específico e usam métodos rigorosos e padronizados para selecionar e avaliar artigos. Uma revisão sistemática pode ou não incluir uma metanálise, que é um resumo quantitativo dos resultados
Risco relativo (RR) (ou razão de risco)	A relação entre o risco de um evento no grupo experimental comparado ao do grupo de controle (RR = EER / CER)
Sensibilidade	A proporção de pessoas com doença que têm um teste positivo

Tabela 25-1. *(Cont.)* Glossário de Termos[1-9]

Termos	Definição
Série de casos	Um grupo ou série de relatos de casos envolvendo pacientes que receberam tratamento semelhante. Relatórios de séries de casos geralmente contêm informações detalhadas sobre os pacientes individuais. Isto inclui informações demográficas (idade, sexo, origem étnica) e informações sobre diagnóstico, tratamento, resposta ao tratamento e acompanhamento após o tratamento
SnNout	Quando um sinal/teste/sintoma tem uma alta sensibilidade, um teste negativo exclui o diagnóstico. (Sensibilidade Negativa = SnNout)
SpPin	Quando um sinal ou teste de sintomas tem alta especificidade, um teste positivo para confirmar o diagnóstico. (Especificidade Positiva = SpPin)
Taxa de eventos	A proporção de pacientes em um grupo em que um evento é observado. Considerando 100 pacientes, se o evento for observado em 27, a taxa de eventos é de 0,27. A taxa de eventos de controle (TEC) se refere à proporção de pacientes no grupo de controle que experimentou o evento, e a taxa de eventos experimentais (ETE) é a proporção de pacientes no grupo de intervenção que experimentaram o evento de interesse
Taxa de eventos de controle (CER)	Frequentemente, o resultado ou evento de interesse ocorre no grupo de estudo que não está recebendo a intervenção experimental
Taxa de eventos experimentais (EER)	A proporção de pacientes no grupo sob intervenção experimental que apresenta o evento ou resultado de interesse
Teste de diagnóstico	Qualquer teste realizado para confirmar ou determinar a presença de doença em um indivíduo suspeito de ter a doença, geralmente após o relato de sintomas, ou com base nos resultados de outros exames clínicos
Teste de monitoramento	Qualquer teste realizado para confirmar ou determinar a presença de doença em um indivíduo suspeito de ter a doença, geralmente após o relato dos sintomas, ou com base nos resultados de outros exames médicos
Validade	À medida que uma variável ou intervenção mede o que é suposto medir ou realizar o que é suposto realizar a) A validade interna de um estudo refere-se à integridade do desenho experimental b) A validade externa de um estudo refere-se à adequação por meio da qual seus resultados podem ser aplicados a pacientes ou populações não estudados

(Continua.)

Tabela 25-1. *(Cont.)* Glossário de Termos[1-9]

Termos	Definição
Valor de p	A probabilidade de que um determinado resultado tenha ocorrido por acaso
Valor preditivo negativo (VPN-)	A proporção de pessoas com teste negativo que estão livres de doença
Valor preditivo positivo (VPP+)	A proporção de pessoas com teste positivo que têm doença
Variabilidade	a) intraobservador: variação nos resultados dos testes durante a repetição do teste pelo mesmo observador b) interobservador: variação nos resultados dos testes por diferentes observadores. A variabilidade é frequentemente quantificada com o valor de Kappa
Variável de confusão	Uma variável que não é aquela em que você está interessado, mas que pode afetar os resultados do teste
Viés	Qualquer tendência a influenciar os resultados de um ensaio (ou a sua interpretação) para além da intervenção experimental
Viés de publicação	Um viés em uma revisão sistemática causado pela incompletude da pesquisa, como a omissão de fontes de idioma não inglês, ou ensaios não publicados (testes inconclusivos têm menor probabilidade de serem publicados do que os conclusivos, mas não necessariamente menos válidos)
Vigilância pós-comercialização	Um procedimento implementado depois que uma droga foi licenciada para uso público, projetada para fornecer informações sobre o uso real da droga para uma determinada indicação e sobre a ocorrência de efeitos colaterais, reações adversas etc. Um método para estudo epidemiológico de reações adversas a medicamentos

Tabela 25-2. Proporção de Pacientes com Distúrbio-Alvo[1-9]

Frequência	Doentes	Não doentes	Total
Expostos	a	b	a + b
Não expostos	c	d	c + d
Total	a + c	b + d	N

O conhecimento desta metodologia, assim como sua aplicação, pode beneficiar seu paciente.

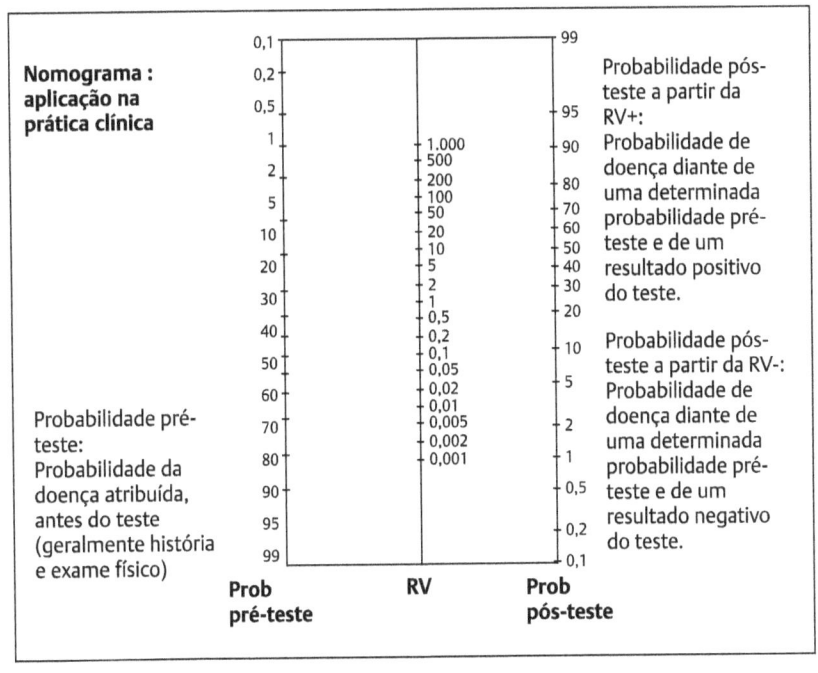

Fig. 25-1. Nomograma.[1-9]

REFERÊNCIAS BIBLIOGRÁFICAS

1. Guyatt G, Meade MO, Cook DJ, Rennie D. Users' Guides to the Medical Literature: A Manual for Evidence-based Clinical Practice. 3rd Ed. New York: McGraw-Hill Professional Publishing; 2014.
2. Greenhalgh T. How to Read a Paper. The basics of evidence based medicine. 2nd Ed. BMJ Books; 2001.
3. Silva E, Drummond JP. Medicina Baseada em Evidências: Novo Paradigma Assistencial e Pedagógico. São Paulo: Atheneu; 1999.
4. Fletcher RH, Fletcher SW, Wagner EH. Epidemiologia clínica. Bases científicas da conduta médica. Porto Alegre: Artes Médicas; 1996.
5. Last JM. A Dictionary of Epidemiology. 4th Ed. Oxford: Oxford University Press; 2001.
6. Harvard Health Publication. A Guide to Diagnostic Tests. 2010.
7. Spitalnic S. Test Properties 1: Sensitivity, Specificity and Predictive Values. Hospital Physician; 2004. p. 27-31.
8. Spitalnic S. Test Properties 2: Likelihood ratios, Bayes' formula, and receiver operating characteristic curves. Hospital Physician; 2004. p. 3-58.
9. Roever L. Glossary of Terms Used in Evidence Based Medicine, Epidemiology and Biostatistics. Evidence Based Medicine Practice. 2016;1:102.

GLOSSÁRIO DE VIÉS NA PESQUISA CLÍNICA

CAPÍTULO 26

Leonardo Roever

INTRODUÇÃO

Viés é a falta de validade interna ou avaliação incorreta da associação entre uma exposição e um efeito na população-alvo. Os vieses mais importantes são produzidos na definição e seleção da população do estudo, na coleta de dados e na associação entre diferentes determinantes de um efeito na população. A pesquisa clínica teve uma rápida evolução para vários fatores que contribuíram para esse crescimento:[1-8]

a) A grande variabilidade dos comportamentos clínicos, sem diferenças substanciais nos resultados clinicamente importantes;
b) O crescimento exponencial do conhecimento e o volume de publicações na área médica;
c) A heterogeneidade qualitativa dessas publicações;
d) Despesas crescentes do setor da saúde.

A pesquisa clínica baseia-se em alguns princípios:[1-8]

a) No princípio das probabilidades, uma vez que as situações clínicas, que envolvem diagnóstico, tratamento e prognóstico, são incertas e exigem uma estimativa numérica, que traduz cada situação;
b) A melhor estimativa para um paciente individual baseia-se na experiência anterior com grupos semelhantes de pacientes;
c) As investigações clínicas podem ser afetadas por erros sistemáticos (vieses ou vieses) originários do investigador e do paciente que podem invalidar suas conclusões;
d) Toda observação clínica está sob a influência do acaso (acaso);
e) O clínico deve orientar sua prática por meio de observações com base em princípios científicos sólidos, incluindo o controle de viés e a estimativa do papel do acaso nos desfechos.

População é um grupo de indivíduos que vive em um contexto particular (por exemplo, brasileiros) ou que tem uma característica comum (por exemplo, idade > 35 anos). Quando estudamos uma população, muitas vezes não é possível obter dados de sua totalidade, então recorremos a amostras da população. A amostra pode ser obtida por conveniência (por exemplo, pacientes internados em um hospital) ou aleatoriamente (por exemplo, adultos hipertensos em uma vizinhança, detectados em um levantamento de morbidade, precedido por um processo de amostragem aleatória).[1-8]

A amostragem aleatória, por ser composta aleatoriamente e não depender dos critérios do pesquisador, é representativa da população. Por exemplo, se olharmos para uma amostra aleatória de 20% da população adulta na vizinhança e encontrarmos 30% de hipertensos, estamos razoavelmente seguros de que aproximadamente 30% dos adultos da vizinhança são hipertensos. A seleção aleatória da amostra remove do pesquisador o poder de definir, com antecedência, quem fará parte da amostra, evitando, assim, o viés de seleção (ver Tabela 26-1). Se a amostra for de conveniência, não é possível determinar quais foram os critérios reais de sua seleção, o que a torna suspeita de viés.[1-13]

A validade interna define em que medida os resultados de um estudo estão corretos para a amostra de pacientes estudados. É chamado de interno porque se aplica às condições desse grupo em particular, não necessariamente a outros grupos. A validade interna é determinada pela qualidade do planejamento e execução do estudo, incluindo coleta e análise de dados adequada. Erros sistemáticos e ao acaso podem ameaçar a validade interna do estudo, e medidas para seu controle devem ser antecipadas durante as etapas iniciais de planejamento de um estudo de qualidade. A validade interna é uma condição necessária, mas não suficiente, para que um estudo clínico seja considerado de uso prático.[1-13]

Validade externa refere-se ao grau de aplicabilidade, ou generalização, dos resultados de um estudo particular a outros contextos. Ao ler um relatório de um estudo, o médico deve perguntar a si mesmo, assumindo que os resultados sejam verdadeiros: "eles são aplicáveis aos meus pacientes?" Se a resposta for positiva, teremos o que chamamos de validade externa. Esse é um conceito subjetivo e depende do julgamento do médico, que deve decidir se a amostra do estudo em questão é tão semelhante aos seus pacientes, a ponto de seus resultados serem aplicáveis na prática.[1-13]

A Tabela 26-1 segue com o glossário de viés.[1-13]

Tabela 26-1. Glossário de Viés[1-13]

Termos	Definição
Alocação de viés de intervenção	Quando a intervenção é diferencialmente atribuída à população. É mais comum em ensaios não randomizados. Em estudos randomizados, recomenda-se ocultar a sequência de alocação da intervenção. Se a sequência for conhecida antecipadamente, pode produzir um viés de seleção. Tem sido demonstrado que ensaios em que a ocultação não era clara ou inadequada, em comparação a ensaios com ocultação adequada, relatam estimativas maiores de efeitos do tratamento
Ambiguidade temporal	Quando não pode ser estabelecido que a exposição precede o efeito. É comum em estudos transversais e ecológicos
Amostragem por viés de comprimento	Casos com doenças de longa duração são mais facilmente incluídos em pesquisas. Esta série pode não representar os casos originados na população-alvo. Esses casos geralmente têm um prognóstico melhor
Análise *post hoc*	A expedição de pesca com dragagem de dados origina perguntas *post hoc* e análise de subgrupos com resultados enganosos. Dado que os relatórios com base na análise *post hoc* são frequentemente relatados quando resultados significativos são observados, este viés é relevante para a metanálise de estudos publicados como uma forma de viés de publicação (seleção)
Anotações de erros de erro	Ocorre quando os resultados reais do estudo e os resultados registrados, no artigo publicado são diferentes
Confundimento por grupo	É produzido em um estudo ecológico, quando a prevalência de exposição de cada comunidade (grupo) está correlacionada com o risco de doença em não expostos da mesma comunidade. Pode ser um mecanismo para produzir falácia ecológica
Confundindo por indicação	Isto é produzido quando uma intervenção (tratamento) é indicada por um risco percebido alto, mau prognóstico, ou simplesmente alguns sintomas. Aqui o confundidor é a indicação, pois está relacionado com a intervenção e é um indicador de risco para a doença
Correspondência	É bem conhecido que a correspondência, individual ou de frequência, introduz um viés de seleção, que é controlado pela análise estatística apropriada: análise casada em estudos com correspondência individual e ajuste para as variáveis usadas para corresponder na correspondência de frequência. O excesso de correspondência é produzido quando os pesquisadores combinam com uma variável não confusa (associada à exposição, mas não à doença) e podem subestimar uma associação

(Continua.)

Tabela 26-1. *(Cont.)* Glossário de Viés[1-13]

Termos	Definição
Desvio de classificação errada	Quando a classificação errada é diferente nos grupos a serem comparados; por exemplo, em um estudo de caso-controle, a exposição recuperada não é a mesma para casos e controles. A estimativa é enviesada em qualquer direção, em direção ao nulo ou longe do nulo
Efeito *Hawthorne*	É um aumento na produtividade – ou outro resultado em estudo – em participantes que estão cientes de serem observados. Por exemplo, os médicos de laboratório aumentam sua taxa de concordância depois de saber que participam de uma pesquisa sobre a confiabilidade dos testes de diagnóstico
Falta de intenção de tratar a análise	Em estudos randomizados, a análise deve ser feita mantendo os participantes no grupo para o qual foram designados. Os objetivos da randomização são evitar o viés de confusão e seleção. Se participantes não conformes ou aqueles que recebem uma intervenção incorreta forem excluídos da análise, os ramos de um estudo randomizado podem não ser comparáveis. Existem exceções à regra da intenção de tratar a análise
Informações ausentes na análise multivariada	A análise multivariada seleciona registros com informações completas sobre as variáveis incluídas no modelo. Se os participantes com informações completas não representarem a população-alvo, isto pode introduzir um viés de seleção. Este viés é relevante em estudos, principalmente retrospectivos, utilizando dados do prontuário clínico, em que pacientes com dados mais completos apresentam doenças mais graves ou permanecem mais tempo internados, ou ambos
Maturação diferencial	No grupo de ensaios randomizados, o amadurecimento diferenciado reflete tendências seculares desiguais entre os grupos no estudo, favorecendo uma condição ou outra
Perdas/retiradas para acompanhamento	Em estudos de coorte e experimentais, quando as perdas/retiradas são desiguais nas categorias de exposição e de resultado, a validade dos resultados estatísticos pode ser afetada
Preconceito na classificação da qualidade do estudo	Ocorre quando o revisor sistemático sistematiza pontuações de estudos publicados pelos seus pares ou em periódicos de alto impacto como sendo mais metodologicamente rigorosos
Resumo de viés de publicação completa	Ocorre quando a publicação completa de estudos que têm-se apresentado inicialmente em conferências ou em outros formatos informais depende da direção e/ou força de seus achados

GLOSSÁRIO DE VIÉS NA PESQUISA CLÍNICA

Tabela 26-1. *(Cont.)* Glossário de Viés[1-13]

Termos	Definição
Riscos concorrentes	Quando duas ou mais saídas são mutuamente exclusivas, qualquer uma delas compete entre si no mesmo assunto. É mais frequente quando se trata de causas de morte: como qualquer pessoa morre apenas uma vez, o risco de uma causa específica de morte pode ser afetado por uma causa anterior
Tendência de contaminação	Quando as atividades de intervenção encontram seu caminho no grupo de controle. Isto inclina a estimativa do efeito da intervenção para a hipótese nula
Tendência de não resposta	Quando os participantes diferem dos não participantes, o efeito voluntário saudável é um caso particular: quando os participantes são mais saudáveis do que a população em geral. Isto é particularmente relevante quando uma manobra diagnóstica, como um teste de triagem, é avaliada na população em geral, produzindo um afastamento do viés nulo; Assim, o benefício da intervenção é falsamente aumentado
Tendência de recordação	Se a presença da doença influencia a percepção de suas causas (viés de ruminação) 3 ou a busca de exposição à causa putativa (viés de suspeita de exposição), ou em um julgamento se o paciente sabe o que recebe pode influenciar suas respostas (viés de expectativa do participante). Esse viés é mais comum em estudos de caso-controle, em que os participantes conhecem suas doenças, embora possa ocorrer em estudos de coorte (por exemplo, trabalhadores que souberam sua exposição a substâncias perigosas podem mostrar uma tendência a relatar mais os efeitos relacionados com eles) e ensaios sem cegueira dos participantes
Tendência de seleção do tratamento do sobrevivente	Em estudos observacionais, os pacientes que vivem mais têm mais probabilidade de receber certo tratamento. Uma análise retrospectiva pode, portanto, produzir uma associação positiva entre esse tratamento e a sobrevida
Tendência protopática	Quando a exposição é influenciada pelos estágios iniciais (subclínicos) da doença. Por exemplo, o câncer pancreático pré-clínico pode produzir *diabetes mellitus* e, assim, pode ocorrer uma associação entre diabetes e câncer. Também é produzido quando um agente farmacêutico é prescrito para uma manifestação precoce de uma doença que ainda não foi diagnosticada. O viés de desistente doente está relacionado com o viés protopático: pessoas com comportamentos de risco (como o consumo pesado de álcool) abandonaram seu hábito como consequência da doença; estudos analisando o comportamento atual como um fator de risco os rotularão como não expostos, subestimando a verdadeira associação

(Continua.)

Tabela 26-1. *(Cont.)* Glossário de Viés[1-13]

Termos	Definição
Viés da literatura cinzenta	Ocorre quando os resultados relatados em artigos de periódicos são sistematicamente diferentes dos apresentados em outros relatórios, como documentos de trabalho, dissertações ou resumos de conferências
Viés de acesso à saúde	Quando os pacientes admitidos em uma instituição não representam os casos originados na comunidade. Isto pode ser decorrente: da própria instituição se a admissão for determinada pelo interesse do pessoal de saúde em certos tipos de casos (popularidade), para os pacientes se eles forem atraídos pelo prestígio de certos clínicos (preconceito centrípeto), aos cuidados de saúde organização se estiver organizada em níveis crescentes de complexidade (atendimentos primário, secundário e terciário) e casos "difíceis" forem encaminhados para atendimento terciário (viés de filtro de encaminhamento), para uma teia de causas, se os pacientes por cultura, geográfica ou razões econômicas mostrarem um grau diferenciado de acesso a uma instituição (diagnóstico/viés de acesso ao tratamento)
Viés de Berkson	É produzido quando a probabilidade de hospitalização de casos e controles é diferente e é influenciada pela exposição
Viés de busca	Ocorre quando há um viés nos estudos capturados, resultante de uma inadequada ou pesquisa incompleta
Viés de citação	Ocorre quando a chance de um estudo ser citado por outros está associada a seus resultados. Portanto, recuperar literatura de listas de referência de varredura pode produzir amostra tendenciosa de artigos, tornando as conclusões de um artigo menos confiáveis
Viés de classificação incorreta não diferencial	Quando a classificação incorreta é a mesma entre os grupos a serem comparados, por exemplo, a exposição é igualmente mal classificada nos casos e controles. Para variáveis binárias, a estimativa é inclinada em direção ao valor nulo; no entanto, para variáveis com mais de duas categorias (politômicas) essa regra pode não se manter, e uma distância do viés nulo pode ser obtida
Viés de comparação indireta	Ocorre quando comparações indiretas, em vez de comparações são usadas para combinar resultados em uma revisão sistemática
Viés de conformidade	Em estudos que exigem adesão à intervenção, o grau de adesão (conformidade) influencia a avaliação da eficácia da intervenção

Tabela 26-1. *(Cont.)* Glossário de Viés[1-13]

Termos	Definição
Viés de controle de amigos	Assumiu-se que a correlação no *status* de exposição entre os casos e seus controles de amigos leva a estimativas enviesadas da associação entre exposição e desfecho. Em um estudo pareado, com uma análise combinada, não há viés se os riscos de exposição induzidos pela doença forem constantes ao longo do tempo e não houver sujeitos gregários, indivíduos eleitos por mais de um caso
Viés de controle relativo	Assumiu-se que a correlação no estado de exposição entre os casos e seus controles relativos produz estimativas tendenciosas da associação entre a exposição e o resultado. Em um estudo pareado, com uma análise combinada, não há viés se os riscos de exposição induzidos pela exposição forem constantes ao longo do tempo
Viés de disseminação	Os vieses associados a todo o processo de publicação, desde os vieses na recuperação da informação (incluindo o preconceito de linguagem) até a forma como os resultados são relatados
Viés de exclusão	Quando controles com condições relacionadas com a exposição são excluídos, enquanto casos com essas doenças, como comorbidades, são mantidos no estudo
Viés de financiamento	Vieses no *design*, no resultado e no relato de patrocínios patrocinados pela indústria de pesquisa, a fim de mostrar que uma droga mostra um resultado favorável
Viés de inclusão	Produzido em estudos de caso-controle em hospitais quando uma ou mais condições de controles estão relacionadas com a exposição. A frequência de exposição é maior que a esperada no grupo de referência, produzindo um viés nulo
Viés de Indexação	Ocorre quando há uma indexação tendenciosa de estudos publicados na literatura nas bases de dados
Viés de intervalo de tempo	Ocorre quando a velocidade de publicação depende da direção e força dos resultados do ensaio
Viés de *lead time*	O tempo adicional de doença produzido pelo diagnóstico de uma condição durante seu período de latência. Esse viés é relevante na avaliação da eficácia do rastreamento, em que os casos detectados no grupo rastreado têm uma duração da doença maior do que aqueles diagnosticados no grupo não rastreado
Viés de linguagem	Ocorre quando as linguagens de publicação dependem da direção e força dos resultados do estudo

(Continua.)

Tabela 26-1. *(Cont.)* Glossário de Viés[1-13]

Termos	Definição
Viés de Neyman	(Sinônimos: viés de prevalência, viés de sobrevivência seletiva) quando uma série de sobreviventes é selecionada, se a exposição estiver relacionada com fatores prognósticos ou com exposição em si é um determinante prognóstico, a amostra oferece uma frequência distorcida à exposição. Esse viés pode ocorrer em estudos de caso-controle transversais e (prevalentes)
Viés de publicação	Ocorre quando os pesquisadores, revisores e editores submetem ou aceitam manuscritos para publicação com base na direção ou força dos achados do estudo
Viés de publicação múltipla/ duplicada	Ocorre quando estudos com dados significativos ou de apoio resultados têm maior probabilidade de gerar múltiplas publicações do que estudos com ou resultados não suportados. Pode ser classificado como aberto ou encoberto, sendo este último mais difícil de lidar com revisões sistemáticas
Viés de qualidade do estudo	Ocorre quando estudos de menor ou maior qualidade estão associados resultados positivos ou favoráveis
Viés de relatório de resultados	Ocorre quando um estudo em que vários resultados foram relatórios medidos apenas naqueles que são significativos
Viés de trabalho (viés de verificação)	Na avaliação de validade de um teste diagnóstico, é produzido quando a execução do padrão ouro é influenciada pelos resultados do teste avaliado, tipicamente o teste de referência é menos frequentemente realizado quando o resultado do teste é negativo. Esse viés é agravado quando as características clínicas de uma doença influenciam nos resultados do teste
Viés do espectro	Na avaliação da validade de um teste diagnóstico, esse viés é produzido quando os pesquisadores incluíram apenas casos "claros" ou "definidos", não representando o espectro total da apresentação da doença e/ou "claro" ou controles saudáveis, não representando as condições em que um diagnóstico diferencial deve ser realizado. Sensibilidade e especificidade de um teste de diagnóstico são aumentadas. Um caso particular é o viés diagnóstico de pureza, ao selecionar casos de uma determinada doença, aqueles com outras comorbidades são excluídos, e a amostra final não representa os casos originados
Viés do extrator	Ocorre quando os dados não são extraídos com precisão do estudo
Viés do local de publicação	Ocorre quando uma revista está mais entusiasmada em relação a publicar artigos sobre uma determinada hipótese do que outros periódicos por causa de política ou preferência dos leitores

Tabela 26-1. *(Cont.)* Glossário de Viés[1-13]

Termos	Definição
Viés do observador/ entrevistador	O conhecimento da hipótese, o *status* da doença ou o *status* da exposição (incluindo a intervenção recebida) podem influenciar o registro de dados (viés de expectativa do observador). Os meios pelos quais os entrevistadores podem introduzir erros em um questionário incluem administrar a entrevista ou ajudar os respondentes de maneiras diferentes (até mesmo com gestos), colocando ênfase em questões diferentes e assim por diante. Uma situação particular é quando a medida de uma exposição influencia seu valor (por exemplo, pressão arterial) (viés de apreensão)
Viés do país de conduta	Ocorre quando o país de publicação está associado à força ou direção dos resultados da pesquisa
Viés do seletor	Ocorre quando os critérios de inclusão não são específicos o suficiente, deixando revisor livre para escolher estudos, que podem ser suscetíveis ao viés
Viés dos critérios de inclusão	Ocorre quando os critérios de inclusão de uma revisão propositadamente exclui estudos importantes que o revisor saiba
Vieses de relatórios	Os participantes podem "colaborar" com os pesquisadores e dar respostas na direção que eles percebem ser de interesse (viés de obsequiosidade), ou a existência de um caso desencadeia a informação da família (viés de agregação familiar). Medidas ou questões sensíveis que embaraçam ou machuquem podem ser recusadas (doença/exposição inaceitável). O viés de subnotificação é comum em comportamentos socialmente indesejáveis, como o consumo de álcool. O modo de viés de média ocorre quando os questionários de quantidade de frequência são usados para avaliar o consumo de álcool e alimentos, os sujeitos tendem a relatar comportamento modal em vez de média, portanto, com dados inclinados para zero, os consumos médios são subestimados, levando à superestimação do gradiente com risco
Will Rogers fenômeno	Nomeado em homenagem ao filósofo Will Rogers por Feinstein *et al*. A melhora nos testes diagnósticos refina o estadiamento da doença em doenças, como o câncer. Isto produz uma migração de estágio dos estágios iniciais para os mais avançados e uma sobrevivência aparentemente mais alta. Esse viés é relevante ao comparar as taxas de sobrevida do câncer ao longo do tempo ou até mesmo entre centros com diferentes capacidades de diagnóstico (por exemplo, terciários em comparação aos hospitais de atenção primária)

Tipos de conhecimento do viés e sua interpretação podem contribuir para uma melhor avaliação dos estudos e, consequentemente, na tomada de decisões.

O conhecimento desta metodologia, assim como sua aplicação, pode beneficiar seu paciente.

REFERÊNCIAS BIBLIOGRÁFICAS

1. Song F, Eastwood AJ, Gilbody S, Duley L, Sutton AJ. Publication and related biases. Health Technol Assess. 2000;4:1-115.
2. Dickersin K. How important is publication bias? A synthesis of available data. AIDS Educ Prev 1997;9(1 Suppl):15-21.
3. Felson DT. Bias in meta-analytic research. J Clin Epidemiol. 1992;45:885-892.
4. Ben-Shlomo Y, Smith GD. "Place of publication" bias? BMJ. 1994;309:274.
5. Tramer MR, Reynolds DJ, Moore RA, McQuay HJ. Impact of covert duplicate publication on meta-analysis: a case study. BMJ. 1997;315:635-640.
6. Gøtzsche PC. Reference bias in reports of drug trials. Br Med J (Clin Res Ed). 1987;295(6599):654-656.
7. Gluud LL. Bias in clinical intervention research. Am J Epidemiol. 2006;163(6):493-501.
8. Gregoire G, Derderian F, Le LJ. Selecting the language of the publications included in a meta-analysis: is there a Tower of Babel bias? J Clin Epidemiol. 1995;48(1):159-163.
9. Centre for Reviews and Dissemination. CRD's Guidance for Undertaking Reviews in Health Care – Glossary. [Online] Disponível em: https://www.york.ac.uk/crd/SysRev/!SSL!/WebHelp/Glossary.htm
10. Whiting P, Savovic J, Higgins JPT, Caldwell DM, Reeves BC, Shea B et al. ROBIS: A new tool to assess risk of bias in systematic reviews was developed. 2016;69:225-234.
11. Guyatt G, Meade MO, Cook DJ, Rennie D (eds.) Users' Guides to the Medical Literature: A Manual for Evidence-based Clinical Practice. 3rd Ed. New York: McGraw Hill Companies; 2014.
12. Sackett DL, Richardson WS, Rosemberg WS, Rosenberg W, Haynes BR. Evidence-Based Medicine: how to practice and teach it. 4th Ed. Churchill Livingstone; 2010.
13. Delgado-Rodríguez M, Llorca J Bias. J Epidemiol Community Health. 2004;58(8):635-641.

ÍNDICE REMISSIVO

Entradas acompanhadas pelas letras *f* em itálico e **t** em negrito indicam figuras e tabelas respectivamente.

A

Análise de decisão
 avaliação crítica da, 71
  esqueleto básico de uma árvore de decisão, 71*f*
  introdução, 71
  questões para, 72**t**-73**t**
Análise de subgrupo
 avaliação crítica da, 133
  questões para, 133**t**-134**t**
Análise econômica
 avaliação crítica da, 57
  introdução, 57
  questões para, 57**t**-60**t**
Artigos
 de pesquisa clínica
  análise crítica de, 5
   introdução, 5
   questões para análise, 6**t**-9**t**

D

Diretrizes práticas
 análises críticas das, 13
  introdução, 13
  questões para avaliação, 13**t**-15**t**

E

Ensaios clínicos
 randomizados
  avaliação crítica de, 43
   características, 44
   fluxograma, 44*f*
   introdução, 43
   questões para, 45**t**-48**t**
Estudo de questionário
 avaliação crítica de um, 75
  introdução, 75
  questões para, 75**t**-79**t**
Estudos de caso-controle
 avaliação crítica de, 103
  introdução, 103
  questões para, 104**t**-108**t**
  seleção de participantes, 103
   seleção de casos, 103
   seleção de controles, 103
Estudos de coorte
 avaliação crítica de, 51
  introdução, 51
  questões para, 51**t**-55**t**
Estudos de diagnóstico
 avaliação crítica de, 89
  disposição de dados, 90**t**-91**t**
  introdução, 89
  questões para, 91**t**-94**t**
Estudos de predição clínica
 avaliação crítica para, 123
  questões para, 123**t**-124**t**
Estudos de prevalência
 avaliação crítica de, 129
  questões para, 129**t**-130**t**
Estudos prognósticos
 avaliação crítica para, 127
  questões para, 127**t**
Estudos quase experimentais
 avaliação crítica de, 111
  introdução, 111
  questões para, 112**t**

G

Glossário
  de termos utilizados
    em saúde, 143t-150t
      com base em evidências,
        epidemiologia e bioestatística, 143
        introdução, 143
        nomograma, 151f
        proporção de pacientes, 150t
  de viés
    na pesquisa clínica, 153

M

Metanálise(s)
  de rede
    avaliação crítica de, 29
    introdução, 29
    questões, 30t-32t
  individual
    de dados de participantes, 35
    introdução, 35
    questões para avaliação
      crítica, 36t-39
  revisões críticas e, 17
    avaliação crítica de, 17

P

Pesquisa clínica
  artigos de
    análise clínica de, 5
    glossário de viés na, 153, 155t-161t
    introdução, 153
Pesquisa qualitativa
  avaliação crítica de, 81
    formatos, 82
    introdução, 81
    questões para, 82t-86t
    vantagens, 81
Pico
  modelos para questões cínicas, 1
    introdução, 1
    processo, 2t-3t
      prática clínica diária, 3
      questão científica, 3
      qualidade da, 3
Projetos de pesquisa
  avaliação crítica de, 63
  introdução, 63
  questões clínicas, 63t
  questões para, 64t-68t

R

Rede
  metanálise de
    avaliação crítica de uma, 29
Relato de caso
  avaliação crítica de um, 119
  introdução, 119
  questões para, 120t
Revisões sistemáticas
  e metanálises
    avaliação crítica de, 17
      AMSTAR, 18
        questionário, 19t-22t
      de dados dos participantes, 35
      definição, 17
      de viés, 137
        checagens necessárias, 138t-140t
      de atrito, 138
      de linguagem, 138
      de recuperação, 138
      de relato, 138
      de seleção, 137
      desempenho, 137
      introdução, 137
      protocolo PRISMA, 18
        objetivo do, 18
      questões para, 23t-26t
      realização de, 17
        guia para, 18

S

Série de casos
  avaliação crítica de uma, 115
  introdução, 115
  questões para, 115t-116t

T

Teste de diagnóstico
  estudos de acurácia
    tipos de viés nos, 97
      introdução, 97
      principais tipos, 97t-100t